新・臨床高齢者医学 **4**

純代式ケア法
おしり介護

JN057205

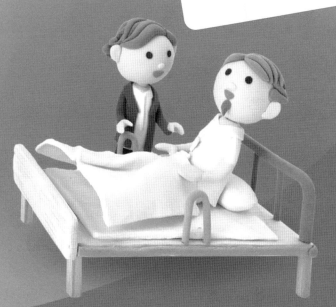

トイレ付ベッド おしりの下に穴がある

自宅で療養したい方、自力で用を足したい方への
トイレ付ベッド（マットレス）の本です
好きなときに自分でできて、おしり洗いができます
介護予備軍にも必読の本

「純代式ケア法 ―できます，自宅で」基本型（実用新案）

Ⅰ号

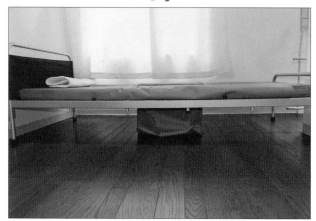

Ⅱ号

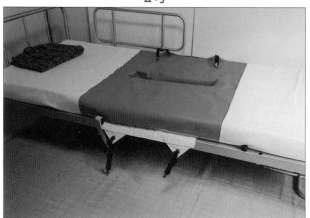

Ⅲ号

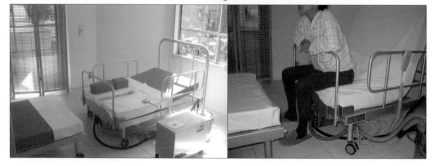

自力の場合の使用例

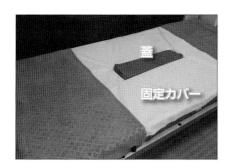

自力で排泄の使い方 ①

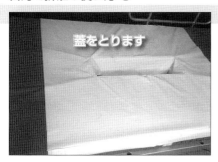
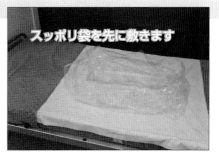

自力で排泄の使い方 ②

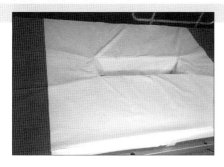
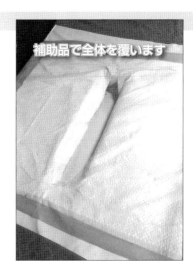

補助品で袋を押さえます

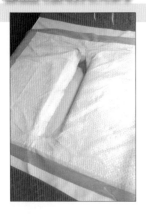

中からスッポリ袋の
一部を引っ張り出す

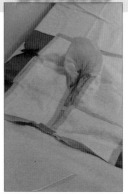

パットを当てて受ける

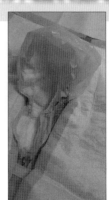

スッポリ袋を敷きます

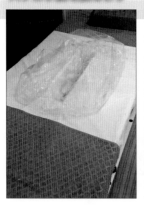

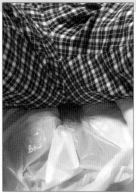

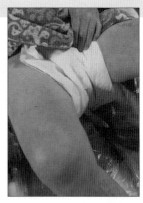

「オムツで排せつ，洗浄」の場合の使用例

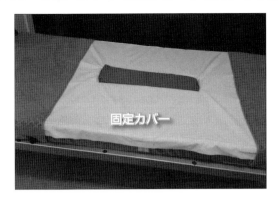

固定カバー

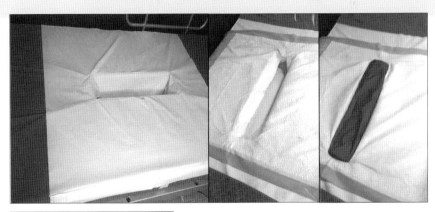

常時横シーツなどの補助品を使い，
マットレスの蓋をしておく

おしりの下に袋を敷く
（詳しくはxii〜xvを参照してください）

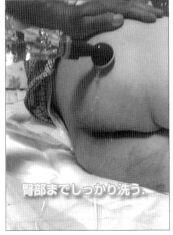

臀部までしっかり洗う。

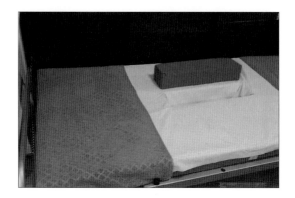

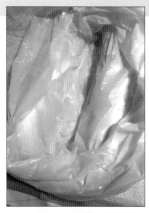
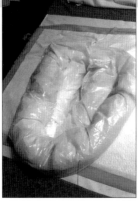
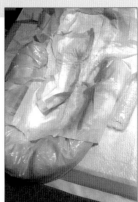

マットレスの蓋をあけて，　周囲にタオルで土手を　　　オムツを開いて洗う
おしりの位置にスッポリ　作り，水溜めを作る
袋を敷きこむ．
袋の中におしりが収まる
ように

Ⅲ号

2分割されたベッドが付いている

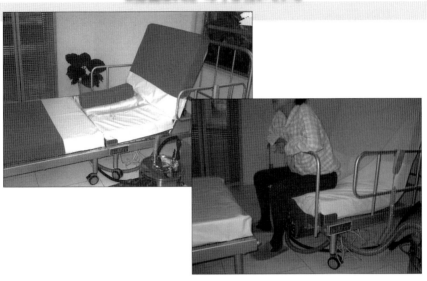

足は床についている

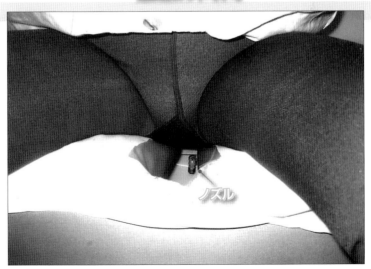

ノズル

支えバーを持って踏ん張っているところ．

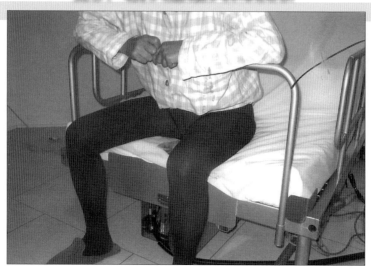

タンク　汚物入れ容器

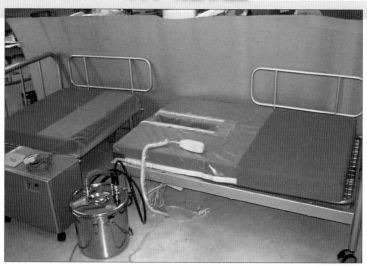

使う時に役立つもの

下着など

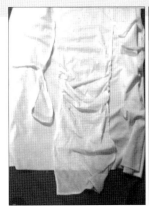
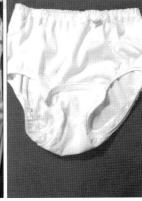
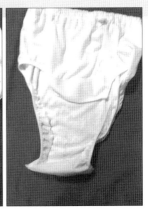

おしりの下に敷くもの

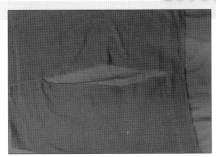
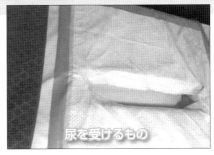

尿を受けるもの

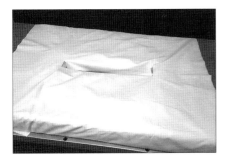
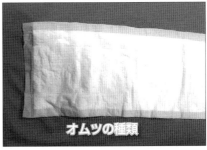

オムツの種類

シャワー洗浄器とノズル

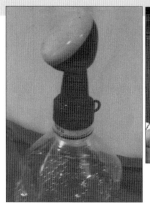
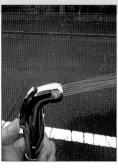
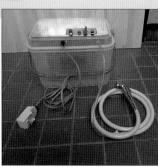

下着

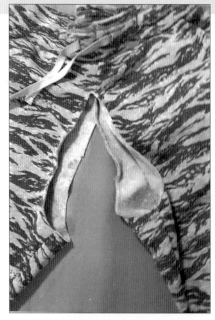
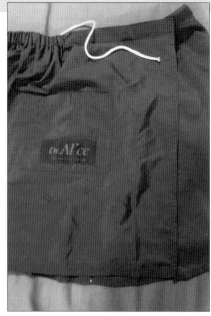

（詳しくはxii〜xvを参照してください）

「純代式ケア法」って何？

● ベッド上で排泄やおしり洗いができるように設計した基本形のベッド上に，

● スッポリ袋を広げて，安全を確保して，

● その上に補助的にタオルやオムツ，古布などを敷いて，個人個人に合うように工夫できるようにしたものです．Ⅰ号，Ⅱ号

種類	特徴	構成
Ⅰ号 （マットレス埋め込みトイレ）	・マットレス（10cm深さ）中央に凹みがある	・マットレス（10ｃm） ・止め具 ・固定カバー
Ⅱ号 （ベッド下までトイレ）	・ベッドにも凹みがあるため（15ｃm）マットレスと合わせると25ｃmの深さ ・便量が多い方に	・ベッド（止め具付） ・マットレス（Ⅰ号と同じ） ・固定カバー
Ⅲ号 （ビデ洗浄，バキューム装置付き）	・ベッドは座れるように2分割できる ・陰部はお湯でシャワーできる ・汚物はタンク中にバキュームされる ・座れなくなってもⅠ号，Ⅱ号，同様の使い方ができる	・ベッド ・マットレス ・温水タンク ・座位時のてすり

使い方　　Ⅰ号，Ⅱ号（共通です）

基本形	自力で排せつの方	使用例1をご覧ください	使用例2をご覧ください
		スッポリ袋を先に敷くか、補助品を先に敷くかの違いです．お好きな方法で．	
	オムツで排せつの方	スッポリ袋を敷くときは，体を横向きにして半分，さらに横向きにして半分ずつ敷くと楽にできます．	

使い方　　Ⅲ号

基本形	通常のベッド→2分割→座る

《詳しくはⅱ～ⅸを参照してください》

使い方　（Ⅰ号，Ⅱ号共通です）

Ⅰ号（マットレス埋め込みトイレ，写真）
穴部分には固定カバーが付いています．（写真と実際の防水カバーの色が異なる場合があります．）この固定カバーを，マットレスの横についているマジックテープでキッチリ止めます．（この状態で納入されます）フタをすれば普通のマットレスです．
Ⅱ号（ベッド下までトイレ，写真）
Ⅰ号に比べて深さがあります．でも量が多いとスッポリ袋を引き出すときはたいへん重くなりますので注意してください．洗浄水が入ると重いです！引き上げに苦労します．ことにオムツは水分を吸収すると重みが増します．ベッドは簡単な作りです．背上げだけできます．使い方などはⅠ号と同じです．マットレスも同じなので，最初にⅠ号を使って体の様子を見ながら，専用ベッドを使う方もいらっしゃいます．

自力で排せつの方　使用例 1

・凹みの中にスッポリ袋を広げて落とし込む．（平均市販の 90 L～150 L）
・スッポリ袋は滑りますから，上に補助的に何か敷いて体重で押さえます．これも動きやすいので，①両サイドをマットレスに包む，②固い段ボールや板（厚さ 1cm くらい，長さ 80～85cm くらい）などに巻いてマットレスを包む，③補助するものが袋より小さい場合は，四隅をフック止めする．袋はなるべくマット全体を覆うくらいしっかり広げます．袋部分が大きく余ってしまったら，折りたたんで穴の中に敷き詰めてください．穴に深く入ればマット上に広がる面積が小さくなるので，加減しながら敷いてください．下から袋の一部を引っ張り出してパットで吸わせます（キンカクシ）．
・キンカクシの中に尿取りパットを当てて尿（便）を吸わせる． 尿取りパットを再度使用するのは抵抗がある場合は，敷オムツを 3 枚くらいに切って当てる． 落とし紙（ちり紙）で吸わせる．写真 トイレットペーパーは薄いので長さを要します． くれぐれも，ティッシュペーパーは流せませんよ．
・尿だけならスッポリ袋を汚さずに済むので簡単です．便は絶対に流して落としたほうが楽です．最もつらいのは，一度終わったかに見えた後の便です．残便が疑われるときには，オムツで受け取るとか，敷き込むなど，その方に合った方法で．パンツ式よりテープ式のほうが開くので，後の始末が楽です．

使用例 2

1. 固定カバーの上に切り込みを入れた防水シート，横シーツ，ペーパーシートなどの補助品を敷きます．
2. その上にスッポリ袋を広げます．
3. 用を足すときはマットレスのフタをはずして
4. パットなどを当てます．
5. おしりの下のスッポリ袋が不快な方は何か敷いてもいいでしょう．

オムツの方（1号，Ⅱ号共通です）

1. 固定カバーの上に切り込みを入れた防水シート，横シーツ，ペーパーシートなどの補助品を敷きます．
2. フタをします．
3. 寝かせます．
4. オムツ交換時におしりの下にスッポリ袋を広げて凹部に落とし込みます．（先に袋を敷いておしりを合わせると労力を要します．後で袋を差し込んでください．）
5. オムツを開けます．
6. 洗います．臀部まで洗えます．

Ⅲ号（ビデ洗浄，バキューム装置付き，写真）の使い方

最も通常のトイレに近いものです．

1. 陰部洗浄ができます．座った姿勢なので臀部までは洗えません．用を足した後おしりの下から シャワーでお湯が出ます．
2. トイレットペーパーで拭いた後バキューム装置で，紙とともに汚物タンクに吸引されます．タ ンクの中はバケツが入っていて，そのまま捨てられます．
3. 洗浄用の水を補給します．自動的にお湯の用意ができます．
4. ベッドは2分割できて，足を床に付けて踏ん張れます．支え棒で両手で支えられます．
5. 座ってテーブルを入れれば生活スペースになります．食事，読書，電話，TVも．
6. 座ることができなくなったら，ベッドを離さず通常のベッドとして使います．

使い方は「純代式ケア法 ―できます，自分で」Ⅰ号，Ⅱ号と同じです．
すなわち時々の状況で使い方を変えれば長い期間使えます．

従来品との比較

・「純代式ケア法」は，同機種トイレの使われ方を過去30年近く追跡し，得られた蓄積で商品化 した自信作です．その時々の容態によってオムツ，パットとの併用も可能です．
・この一台で介護の備えの時から，軽症時，終末期，まで使い方を変えながら排せつ問題は解決 できます．
・従来品の最大の難点であった漏れによる臭いは出ません． 通常の介護ベッドにはトイレはついていません．またついていても利用期間が短く，刻々変わ る容態や気分に即応できません．予防から終末期まで対応できるものは他にはありません．
・トイレを使用しない時は通常のベッドと同じに使えます．
・従来，いつものトイレ，ポータブルトイレや車椅子で行けなくなると尿便意があってもオムツ 排せつしてしまいますがその弊害がなくなります．コスト的にもオムツより安いです．
・往々にして健常者が物を開発する場合，自分の尺度で作りがちです．障害を持つ視点から作ら ないと飾り物になってしまいます．まず物（トイレ）ありき，それに合わせて，ではいけない のです．この点に工夫があります．

より快適に使うための　おしり周り補助用品

種類	使い方
おしりの下に敷くもの	固定カバーは絶対に外さないでください.
	・防水横シーツ：布地で防水，撥水のもの
	・防水吸水横シーツ：オムツ素材の敷くオムツ
	・フェイスタオル2枚　縫い合わせる
	・施設は紙シートをお使いください.
	・平オムツ2枚　ガムテープで上下止める
	・すべて中心に切り込みを入れます.
尿を受けるもの	・パット：平オムツを数枚に切る
	・古布
	女性の場合は尿が後方に回るので平オムツを凹部に敷き込んで前を押さえると安心です.
便の場合	・便量が多い方は，「純代式ケア法」II号を使います.
	・平オムツを肛門まで敷き詰める.
	・テープ式オムツを敷き詰める
洗うときに役立つもの	スッポリ袋の中でおしりをスッポリ包んで洗うときに，周りに土手のようにタオルを2枚重ねてロール状にしたものを置く，たまりができて安心です.

施設などで感染者を洗うとき，洗濯ばさみで手すりに袋を止めると飛び散りが防げます

種類	使い方
ベッド上のシーツ類をぴったり引っ張るもの	・固い段ボールや板（厚さ1cmくらい，長さ80〜85cmくらい）などに巻いてマットレスの下に入れるとしわにならない.
止め具	・「純代式ケア法」I号にはセットで付いています. 袋でもシーツ類でも，小さくて不安定な時は四隅を留めます.
下着など	・自力で行う場合，手の機能によって異なりますが，フンドシ，オムツカバー，T字帯など工夫してください. タオルを腰に掛ける.
	・パジャマの股部分を切り開く場合,少々腰上げができないと話します.

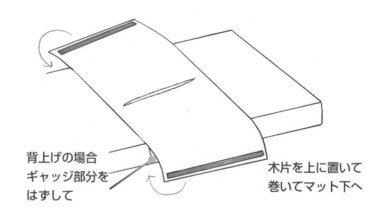

背上げの場合
ギャッジ部分を
はずして

木片を上に置いて
巻いてマット下へ

このような方にお使いください．Ⅰ号，Ⅱ号，Ⅲ号

- ・在宅で自力で好きな時に排せつしたい．
- ・健側だけ使って自力でしたい．
- ・いつものトイレに行けない時やポータブルトイレまでも移動できない時．手元が震えて動作が鈍く周囲を汚してしまう．
- ・夜間頻尿や足元のふらつきで転倒の防止に．
- ・介護者の病気，蓄積疲労，やむをえない外出時に汚されてもいいという安心感ががある．
- ・独居・介護離職
- ・ヘルパーが来るのが待てない．
- ・排せつ後だけでなく，お尻を十分なお湯で洗って欲しい．
- ・陰部に蒸れ感，爛れ，痒み，床ずれと予防．
- ・認知症の予防に．（オムツ中の垂れ流しを回避するため）
- ・オムツはずし，尿管はずしの練習に．
- ・脊椎の手術，骨盤骨折の安静，心筋梗塞の安静，眼科網膜はく離など起座位が不可能な時など，術後に早期に尿管の抜去が可能になる．これは医師に相談．
- ・ポータブルトイレの排せつを訓練してなおかつ最後の手段として失禁してしまい尿便意の不明確な人には，いつでも排せつが可能な状態にしておける．（特に介護度3）

使い始めるタイミング

- ・いつからでもいいのです．介護者が外出したり，疲労して十分なお世話ができないとき，あるいは常時失禁のときです．
- ・確実にトイレ排せつできる．
- ・時々失敗する．
- ・度々失禁する．
- など体調によってグレーゾーンがあります．
- ・このグレーゾーンの時期の過ごし方は良くも，悪くもなる分岐点です．（介護度，3,4，程度の方です）．トイレ機能を使わずに普通はベッドとして使いながら，必要に応じてトイレ部分を使えばいいのです．
- ・排せつは食，運動，睡眠と同じく生きる基本です．他者に代わって出してもらうことができません．前もって老いの生活の中に，このトイレの存在を意識しておくと抵抗なくできます．
- ・介護度3，4の方は老いに向かって改善と悪化を繰り返しながらでも，自力排せつ可能期間がのびます．介護度5の方は殆んど失禁状態ですがまめに洗浄することで快適に過ごせます．ことに重複しますが，がん患者さんは最後まで尿，便意はありますので，喜ばれています．

目次

著者略歴

1937（昭和12）年 　東京に生まれる．
　　　　　　　　　青山学院中，高等部を経て
　　　　　　　　　日本大学歯学部卒業，同年歯科医師国家試験合格
　　　　　　　　　父の後継で矢口歯科医院開設
1962（昭和37）年 　世界初のベッドに洗浄機能付き，真空バキューム
　　　　　　　　　装置，トイレ付ベッド「Dr. ALICE」発表
1992（平成4）　年 　アリスベッド株式会社 代表
　　　　　　　　　メールアドレス：info@alicebed.co.jp
1996（平成8）　年 　㈲金井総研 研究部部長
　　　　　　　　　以降数々のトイレ，トイレ関係商品の開発に携わる．

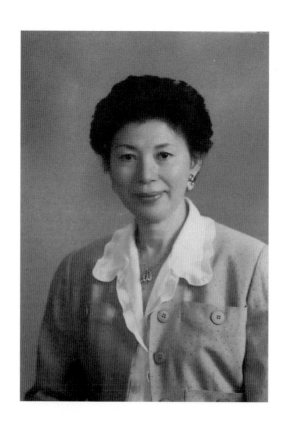

第Ⅰ章
「純代ケア法」でするおしり介護

はじめに

「純代式ケア法」でする家族のおしり介護のご紹介にあたって：

　辛いですね．ご本人はもちろん，お世話するあなたも助けて～と叫びたい気持ちでしょう．

　でももう安心してください．この書には多くの経験者の涙と後悔から得た知恵をもとに作られた用具と方法が詰まっています．排せつ物の始末は医療ではありません．知恵と工夫です．

　ばい菌の塊を散らかさないように臭わないように本人も気兼ねしないようにすればいいのです．

　具体的に色々応用できるように例を挙げていますからその中から選んで始末して下さい．多くの方が望まれた「もっと気楽に」「もっと気持ちよく」がたくさん詰まっています．大丈夫，大丈夫，組み合わせながらあなたの家流の介護ができますよ．

ここに注目　　　　# おしり介護　十か条

一, おしり介護の最高のおもてなしはお湯でジャージャー洗うこと.
　　そのためにおしりの下に穴ぼこが必要なのです.
　　周りに漏れない, 浸み込まない, 臭わないように工夫して洗い流すこ
　　とが最善のケアです.

　いつものトイレの排せつは便器に座ると, 肛門周辺の筋群が開き, 周囲
に付着しない工夫がされています. それに反してトイレまで間に合わな
い, 下着をおろせない, 寝たまま状態, 股関節が開かないなどの障害を持っ
てしまった方の排せつは, フトン上の平らな, 限られた空間での不自然
な体位で為されます. 粘膜や皮膚に排せつ物が付着してしまいます. こ
のような方には, おしりの下が開いていれば, 少なくとも平面に排せつ
するより押し戻しがないので, 皮膚へのダメージは少ないです. 洗い流
せば, 皮膚, 粘膜をこすらないで清潔を保てます.

二, オムツの中で垂れ流しに脳の働きは要らない. 認知病棟→近道

　私達の脳は, 尿便, ガスすべて別々に判断して我々に知らせてくれます.
すごい判断力です.
　私たちが催したときを考えてください. そろそろトイレに行っておこ
うか→どこにあるのか→混んでいないか→ ドアを開ける→下着をおろす
→周りに触らないように, 裾が床に付いていないか→座る→用を足す→
出切つたか→拭く（**イラスト①**）…など無意識に脳の指令で一連の動作
をしています.
　オムツの中ではそのような判断は不要です. ちょうど, 私達がトイレ
にしゃがんでいるときと同じにいつ出てもいいのです. この状態がずっ
と続けば脳の働きは不要で廃用（退化）していきます. 人の機能は使う
ためにあります. 使わなければ退化し, すべての臓器にも影響をもたら
します. もったいない, もったいない. 排せつのことから逃げちゃダメ.

イラスト①

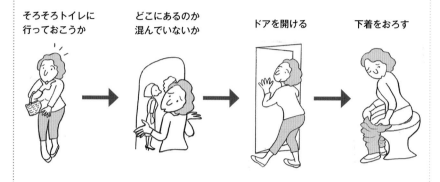

そろそろトイレに　　どこにあるのか　　　　ドアを開ける　　　　下着をおろす
行っておこうか　　　混んでいないか

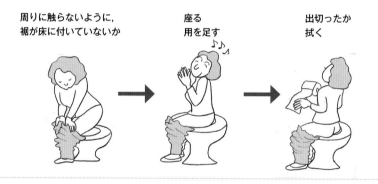

周りに触らないように，　　　　　座る　　　　　出切ったか
裾が床に付いていないか　　　　　用を足す♪♪♪　拭く

三，今のままでは認知症も介護保険料も増え続ける．

　科学の発展もいい．でもその前に忘れてはいませんか？科学は誰のため？人間不在の進歩は砂上の楼閣です．ちゃんとツケは回ってきました．排せつは基本のキ．福祉国家って何？

四，臭いものにフタより，出したあとの過去は洗い流そう．

　出ちゃったものに，うだうだと憎んでもしかたない．人智で立ち向かうのです．

五，後始末の大変さになぜ医療関係者や家族はお任せなのか．介護者の忍耐と自己精神管理に敬意を表しよう．

　オムツを宛がわれるのも仕方ない．尿，便意はあるのに．皆同じ．でも辛い．本人の苦痛を思いやるよりも，簡単で便利であるという理由で，何百年間も慣習化されている．しかし実際は，介護するほうも，呼吸を一時的に抑えるくらいつらい思いでオムツを開いてお世話をしています．どんなに科学が進歩し材質が研究されても，あなたも私も排せつから逃れられません．

　皮膚に汚物が付着することに変わりはありません．もともと排せつされるものは，人体で不要になった成分が含まれています．それを再度，皮膚に留めておくのは不条理です．

　臀部までまわった汚れを拭き取る手間と，臭気をがまんする介護者の精神的，肉体的苦痛のもとに行われる仕事に対価はつけられません．金額や人員増員の提示以前に「仕事としての介護」の重要性を訴えたい．プライバシー保護の美名のもとで，誰にも手出しができない閉められたカーテンの中で行われている排せつ介護の現状を，医療関係者や家族は知らないのです．知りたくないのです．

　方法はあります．汚物の皮膚付着を最小限に留めるために，穴ぼこを作って洗えばいいのです．

六，　人体のトータルマネージャーのお医者様，おしりに汚物がついたまでいられますか？

　排せつ物を体外に出すまでは医師の範疇，出たものについてはわれ関せず，でいいでしょうか．どうか現場を見て下さい．凄まじい光景です．

　それが人間の素のままの姿です．人生の縮図です．

　内科，皮膚科，泌尿器科，精神科全て関わっています．

　汚物が皮膚に付着したら，皮膚炎，褥瘡を起こしてしまいます．常時汚物と共存している日常の精神状況を，精神科から診たときの病名はどうつけるのでしょうか？

　高齢による排せつ障害症候群？

　命を救ったのだから勘弁して，と言わず，患者さんはそれからも人生をやっていくんです．医師に老人のケツまで？と言わず老廃物に感謝して，陰臀部も人体の一部であることを忘れないでほしいのです．医学の基本のキでご修得済みでしょうが，赤ちゃんですら，おしっこの冷たさを感じて泣くのです．五感は残るといいます．快感時には脳の働きは活性化し，不快時は血流も滞ります．よろしくお願いいたします．

七，オムツは心に刃を突きつけるもの．それに向き合う介護者もつらい．

　オムツは便利で有難いものです．しかし，人間の最後の砦さえも捨て去ることを突きつける刃です．他者に，聖域である陰部とそこから出る排せつ物までも自日のもとにさらす．認知症に逃げるしかプライドは守れないのです．
　尊厳だのプライバシー云々以前に，屈辱以外に言葉がない．恥ずかしさと気兼ねしながらの生活からは回復意欲も高まらず思考，感情を停止させることしか，今日を過ごすすべはない．それでもじっと耐えて生かされている．

八，連日の排せつ物の始末は人間関係すら逆転させる．

　お世話をしてもらう立場になると，家族関係が逆転していきます．お世話する側が支配するようになるのです．尊厳の喪失，遠慮と恥ずかしさ，屈辱のマイナスの関係からは前向きの発想は出ず，人としての自信をなくして，無為無欲の生活状況が作られます．喜怒哀楽という，人としての感情さえ押し殺した時間を過ごすのです．そのためにも自分が自分であることをアピールできる在宅介護に特化した用品が必要なのです．

九，繰り返して，人に残存する機能は使わなければ退化する―尿，便意を　　大事にして．
多くの施設でよく見かける光景です．

「オムツ替えて！」の声があちこちから聞こえます．介護者も，ごめんなさい，と思っても何せ人数不足なので手が回りません．中には，脳がしっかり働いていて，尿便意がある方もオムツ排せつしています．そして徐々にあきらめて，慣らされて・・・その先は認知症へ逃げていきます．バルーン導入も同じです．人を機械的に扱う後ろめたさを感じてください．今後討論の必要があるでしょう．

　かくして，人間の微かな，生きている証も消滅していくのです．人に残っている機能は，常に「使う」ことが基本であって，使えるように状況を整えることが援助の基本になると思います．何とか尿便意のある人の残存機能をキープしていただくことをお願いします．

十　大丈夫，「純代式ケア法」で家族ならではのいい介護ができます．家
　　だからこそのお世話ができます．「純代式ケア法」はどのような方に
　　も喜んでいただけます．

　本来，どこでどんな仕方で排せつするかは，本人の生き方同様自由であると思います．衛生面と危険，他者への迷惑を考慮すれば許されます．昨今，この自由さが失われ，在宅でも画一的で無機質な介護が為されていると感じます．在宅の良さは自由にマイペースで元気なときと同じに過ごせることにあります．いくら笑顔で介助されても不快は不快．これがこの本の趣旨です．

　介護保険導入前には，姑がしていたやり方を，見よう見まねで受け継がれてきた介護方法がありました．それは根拠もなく非科学的部分も含まれているかも知れませんが，それなりに知恵と工夫をしていく真剣さがあって，被介護者との間に温かみがありました．ありがとう，で終われました．それを取り戻しましょう．自分自身のためにも．

さらに一言

昔, 顔美人　今おしり美人

　若い頃は想像もしなかった我が老いを実感するのは皆同じです.
　同窓会の格好のテーマです. 少し前までは孫自慢さらに, 薬の数, 病気自慢色々ですが, おしものことになると決まって…ヤダーきれいにしておきたいねえ…で終わります. 元気なときからおしり活しておきましょう.
　自力で出すこと, 陰部の清潔を保つことが希望とは情けないのですが, 究極の贅沢かも知れません. 顔美人よりおしり美人がもてるとは.

さらに一言

自力で始末したい願望

　そう, 始末なんです. 出さにゃ生きられない. それを他者に見られずいかにキレイごとで収めるか. 車いすに乗ってトイレに連れてってもらっても間に合わなくて失敗. 這ってでもトイレでしたい. それも無理ならベッド下に穴掘ってそこでする. まさかと思うけれど, そのくらい出したものを人に見られたくないのです. よくある認知症者の引き出し隠しです. オムツはその点, 包んでしまうので人に見られません.
　でも始末はどうする. 細部まで凝視されて, 拭いてもらう気恥ずかしさを思うとぞっとする. きまり悪いの極みです. ざざざーっと洗い流して欲しい. 一気に.
　安心してください. 陰部も, 尿, 便も皆, 同じ形状です. 恥ずかしさ, 思いも.
　同じ汚さ, 臭さ, なんです. おすましのあの方もダンデイハンサム爺も. この本をご覧いただくと, なぜかみんながお友達になる.
　あなたのこと別世界で生きている憧れの方と思っていたけれど, 同類項だった. 恥ずかしいことではない. 神は平等にお造り賜うた.

オムツで排せつするってこういうこと
便利ですよ…でも…

　オムツはとても便利で簡単で品質もよくなりました．良いところは宣伝されますが実態は知らされません．汚物を包める便利さは否定しませんが，反面マイナス面は隠されています．「最近のオムツって良くなったというから安心しているの」と信じ切っています．ＣＭ効果絶大です．意地悪ですが，ちゃんとお勉強しておきましょう．

　試しに肛門の下に「大きなおにぎり」を置いて座ってごらんなさい．潰れて周囲に広がり尿道口や膣にまで入ってしまいます．お尻の下に凹部があれば尿便は下に落ちます．洗う時にも空間が絶対に必要なのです．

・　オムツ（尿管留置カテーテル：以下カテーテル）は，お世話する人には臭いものにフタで便利です．される人は汚物が皮膚に密着して皮膚の炎症が起きます．

　発赤やただれ，かゆみなどすぐに現れます．当然，尿路感染症やカンジダ膣炎，床ずれなど起こしています．でも必要不可欠品です．洗うことも必要不可欠です．

・　オムツ（カテーテルも）は，全てを諦めさせ心に刃を突きつけほどショックです．生きる意欲をなくすものです．人間の最後の砦さえも捨て去ることを突きつけるものです．

・　オムツ（カテーテルも）を宛がった途端に家族関係は逆転します．

　お世話をする側が支配するようになります．マイナスの関係からは前向きの発想は出ず，人として生きる自信を失くして喜怒哀楽を押し殺し無為無欲の生活状況が作られます．

・　排せつには色々の脳神経が絡んで行われます．例えば排せつの意思を働かせる，トイレは汚れていないか，がまんできるか，戸を開ける，下着を下ろすーなどの状況判断力が必要です．全て脳がコントロールしています．

　オムツ（尿管も含む）を常時つけていると脳の働きは不要になります．私達が便座に座っている状態を考えてください．垂れ流しが続けば脳は廃用されてやがて認知症へ向かいます．オムツは介護者にとって周りに散らばらないので，楽である部分もありますが交換に労力がかかります．特に便の始末は辛いです．洗って流す水量も限られてきます．口腔と陰部は最も清潔に保たれなければいけない箇所です．洗い流すこと以外方法がありません．一日5〜6回は（尿

便）複雑な一連の動作で時間もかかります．時々の見回りは必要ですが一日一
回たっぷりのお湯で洗浄できれば，たまにはサボっても手抜きできますよ．

・　最近のオムツは良くなったといえ，汚物と共存に違いはありません．陰部，
　　臀部は体全体から見れば一部分にすぎませんが，そこに汚物が付着すれば
　　皮膚炎を発症します．単純に汚物の始末ではなく精神面も含めた医学的見
　　地から体全体の配慮をお願いします．

・　とはいえオムツは便利で助かります．もったいないくらい真っ白で，美し
　　くたたまれてかわいい形状です．汚物が付くまでは．そして余りにも
　　使われているので（ペットまでも）使用上の注意点を述べました．

自力排せつについて

　　自力で行う場合，尿便意はあるか，手がどの程度使えるか，手関節拘
縮はないか，座位がとれるか，腰上げ，ずらし，おしりが拭けるか，な
どの因子がかかわってきます．

　　ベッド上やおしりの下などの敷物（始末袋，吸水シートなど）は他者に
準備してもらって，ご自分でパットなどを股に当てて用を足します．大
事なことは他者にしてもらうのではなく，自分の手と工夫で出すのです．
これだけでも脳神経は活性化します．始末袋（ポリ袋）の中にじかに出
すより，吸水するもので（パットやオムツなど）受けたほうが袋は汚れず，
始末は簡単です．

　　マットの凹みからパットなどを引き出すとき手が入るので楽です．事
前にシミュレーションしましょう．

ここに注目　## 純代式ケア法のおしり活（仮称）

「いざ」に備えて.

　ベッド上での排せつは不安でしょう.

時々パットで尿便を受ける訓練をしましょう.

1. ためしにいつものトイレ便器に新聞紙やビニールなどを置きます.
2. その上に座って，手で押さえながらパットやオムツで（便は後方まで伸ばします）受けます.

・ この時おしりの下に凹みをつけて座ってごらんなさい. 簡単に出ますよ. 新聞紙もぬれていないでしょう？

・ パット等で受ければ下まで濡れない自信がつきます.

・ 時々これを頭にインプットしておけばイザというとき怖くありません.

とにもかくにも陰部，臀部はきれいでいたい

　自宅のシャワートイレでしたくって急ぎ我慢して帰る方も多いでしょう．おしりきれいは共通の思いです．そのことは自然のからだの要求でもあります．お世話を他者に任せる状態になっても同じです．

さらに一言

陰臀部洗浄

Q：陰臀部洗浄の洗い方は？

　ウオッシュレットが普及してから健常時なら簡単に清潔を保てました．力の限りを尽くし這ってでもトイレまで辿り着きたいのが本音です．しかし，全ての機能が劣化した時は仕方ありません．ペットボトルにノズルを付けてもきれいになります．施設などでは洗剤の空容器，ソースの空ボトルなどで洗っています．排せつ物で汚れるのは陰部だけではありません．広範囲に広がった部分をこすったり押しながらするよりお湯量が多ければ陰部のみならず，臀部まで広範囲で洗えます．そのためにもおしりの下には空間が要るのです．

　おしりの下に空間があれば当然そこにおちていきます．汚れの状況でお湯たっぷりか拭き取るだけかその時々で判断します．勿論すっぽり袋の中で行います．

　洗浄専門に開発した機器も近々発表しますがペットボトルでも温度さえ気を付ければ十分です．オムツをはずして（開いて）また清潔な部分が残っていれば，それに吸わせます．粗熱（あらねつ）を取るように，大雑把に洗います．次にきれいな吸水物で始末します．尿便はその都度拭き取っても臭いが残ります．身体の中からの汗,分泌物はたいへん臭く(体臭)オムツ交換のときや部屋臭も不快です．毎回ではなくとも，部分浴になります．

Q陰臀部洗浄の重要性について教えてください．→洗う効果

　陰部の清潔の維持には，洗浄することが一番です．便が残っていると皮膚疾患や床ずれ，感染の原因になります．

　昨今，ＭＲＳＡなど感染性が強く薬も効かなくなった多剤耐性菌の集団感染の記事がみられます．これには便の始末時や手袋，ベッド回りの品々に付いた菌によっておこります．

　家での介護も他の患者からの二次感染のリスクはないものの衛生面では細心の注意が必要です．特にオムツ中の泥状便は会陰部に付着，入り込みやすく従来の方法では完全にきれいになりません．拭くだけでは清潔は保てません．皮膚，粘膜の炎症が続けばすぐに褥瘡（床ずれ）を起こし本人も辛いうえ，医療処置も必要になってきます．

一般的に，施設などではごく少量のお湯をかけるしか方法がありません．（平均100mL以下）

　家では洗えるための準備ができます．（ペットボトル１本1,000mLを２本）このようなときにも凹みと完全防水が役に立ちます．また，家では介護者が料理する場合が多いので清潔には手洗い，アルコール消毒，ハイターなどの漂白剤も不可欠です．

Qおしり洗浄が最大の介護のポイントですか？

・やっぱり，おしりはきれいがいい．出したものは洗うこととセットで．

・お尻の下に穴が開いているから，陰部も臀部も汚物がつきにくい

・十分なお湯で洗えれば，かぶれないし

・洗ったお湯も，袋中に落ちる．

・袋中にたまった汚水はトイレに流せる．

・自力排せつ者増加，好きな時にできる．

・一回に袋１〜２枚(約50円)ですむ．

・オムツ交換を待たれている緊張感から，脱却できる．

・トイレのことが気になったら，いつからでも使える．

排せつお世話の現状
もう人任せではいられない

　在宅の排せつに関しては総論ありき，各論なくして，介護保険が導入されて20年を超えました．

　当初から排せつケアについてもっと深い考察を望んでいましたが，走りながら考えよう，とのことで旧態依然の方法でなされているのが現状です．健康寿命を延ばしましょう．サプリメントがいい．柔軟体操，栄養バランス，陰部周辺の筋を収縮運動，すべていいことです．

　運動，機械を使って筋肉もりもりの老人が失禁パンツをはきながらがんばる風景を見て言葉がありませんでした．この方たちも自力で生きたいのです．

　健常を維持したい一心で努力されている姿に笑えません．しかし，いかなる努力も虚しくやがて自力排せつが不可能になるのです．人の宿命です．

　尿便失禁についての医学的，看護学的，解剖学的，生理学的原因等については学校の授業でも必須で国家試験でも必ず問われる問題です．が現実に直面する時，戸惑うのは当然です．

　施設では代々引き継がれてきた諸先輩の技や手法を見ながら行えました．

　しかし，新分野の家の介護は，応用の連続であり誰も教えられません．したがって施設のやり方をそのまま家で行うことになるのです．少し前までは往診医が来てくれて，看護婦さんがカバンを持ってその後をついてきました．家ではクレゾール入りの洗面器とタオルを用意していました．

　おしりの世話は看護婦さんもせずに家族にまかせっきりでした．

　医師は介護する家族と患者の様子を察しながらこの辺で幕引きとして処置は対症のみで積極的治療，投薬はしませんでした．今から130年位前の祖母の時代でしたね．現在は健康ではないけれど寝たきりでもない，いわゆる慢性期の患者が多くなりました．この方たちがトイレに行けなくなったとき，則オムツではいくら人手があっても足りませんね．施設は学校と同じく，同レベルの集団ではなく個人差がある集団ですので，個別対応はできません．大まかにADL を分けて，大きな変化や新たな疾病を起こさない限り，マニュアルどおりに行うことが正しいとされます．施設介護の延長が，このままなされれば，現在でも大問題になっている人手不足や資源枯渇，ごみ量，へき地対策，介護離職，独居などが増大します．施設を作ったものの，担い手である世話人不足で空が多いのです．特養では，医療より介護が目的で，介護度4，5がほとん

どです．ということは，オムツ排せつの後始末に追われる介護士がいないのです．オムツは必要で不可欠ではあり，患者の苦痛より介護者が楽にせきるからといわれてきました．その中身の始末は，息を止めるくらい集中し，飛び散らぬよう用心し，後始末の手抜きは，体に現れて次の人に指摘されるのでしっかり行われなければなりません．どのような仕事であれ手抜き，気持ち抜きはできないがよほど人間好きでなければできません．施設に対して後から苦情，文句，不手際をいうのはやさしいですが，「施設」を選択した状況をもう一度思い出してみる必要があるのではないでしょうか．

　自ら患者さんを看ることができなくなったからお願いしたのでしょう．

　理由はいろいろあります．疾病を持つものの，家では対処する自信がない．家族の疲労が最も多い中お願いして入所させていただけた．この時は良かったと感謝したに違いありません．日が経つにつれ，患者の容態も安定し家族の疲労もとれてくると，施設に対して客観的に見ることができるようになる．すると「私ならこうするのに」「こうして欲しい」などの不満，要求が出てきます．

　特に排せつに関しての苦情は多く寄せられています．

　仕方がありません．それしかできないのです．といいつつも科学，文明から取り残された分野を総国民で考える時期がきたと思います．遅ればせながら．

　30年後までに来るであろう地震を予測されても，まだ他人事で明日に持ち越すと同様に，**自らのオトシマエについて真剣に対処する必要があるのではないでしょうか．また介護者の努力に報いるのに「たいへんなお仕事ね」と一言で片づけずに負担を軽くしてあげれば，介護者のモチベーションも上がり，社会的評価も高くなり，職に対してプライドを持てて，最終的には患者さんがよい時間を持てることになるのです．**

あなたはお家派？施設派？

　おしものお世話の仕方にも違いがあります．置かれた状況によって受けるお世話に違いがあるのは仕方がありません．

ここに注目

1 施設と在宅の療養の違い

　一言でいえば定食か単品注文かの違いです．

　在宅は自由に生活できます．大盛，小盛，トッピングも．

　朝起きる時間，朝食の選択，電話，ＴＶ，新聞，昼寝・・・など全て自由です．今までの生活の延長です．往診や看護，オムツ交換もサービス業者に依頼でき，薬は薬局で管理してくれます．つれ合いが元気で，介護の主導をしてくれたら最高です．マニュアルはなく，その時々の家族の様子だけに目を向けた工夫や応用，好みに対応してあげられることは，何と贅沢な幸せな時間でしょう．わがままが通じるのです

　反面，医師，看護師が常駐していないことや大勢で一緒にする食事時間に，お友達とおしゃべりできないことなどでしょう．

　施設ではいくら高額な施設でも安全保持のため管理下で生活します．預かった命です．勝手に動かれては危険なのです．問題が起きてからでは遅いのです．

　海外旅行で添乗員に引率されて旅するように，決まった時間，食べ物，朝起きの時間などお任せ生活ができます．すべてが管理下に置かれます．反面，他者に自分を委ねる安心感もあります．今日は何をしなければいけないのか，お塩がなかった，電話しなければなど，生活上のややこしい面倒な事はありません．個人の旅は疲れたらスケジュール取りやめ，食事も自由です．意のままに決められます．

　逆の立場から見ると管理下に置く施設は，お世話は楽です．感情移入も不必要で，決められた方法，手法でマニュアル厳守で行えばいいことだからです．先輩の申し送りをみてその通リに行えばいいのです．突発時には看護師，医師を呼びます．個別にお望みのお世話は最高ですが人員や諸経費の関係で叶えられないのです．

　どちらを選択するかはあなたとご家族で決めることです．

2 なぜ施設と在宅療養時の排せつ方法が同じなの？

　施設と在宅では，上記のように全く異なる環境下で行われるにもかかわらず，同じ手法でされています．本来在宅では，家族がいて援助はもっと頻繁にできるうえサービス業者が援助できるので，施設より贅沢なお世話は受けられます．（例としてオムツ交換も頻繁にできます）

　交換回数は多いにせよ，施設介護がそのまま家で行われているのが問題だと思います．過去から引き継がれてきた手法が突然介護保険という在宅療養支援の名目で入り込んできたのです．その時点で対策を遂行しなければならなかったのです．こんなに長寿国にしては，貧しい中での老年期を過ごしています．人智を以て対策は不可能なのでしょうか．最期まで福祉国家の中で生きていたいものです．

3 在宅の排せつお世話は，工夫と応用で個別対応ができる

　在宅では自由に生活できると申したものの，排せつだけは決まった場所でして欲しいです．ポタポタ便を落としながら歩くとか，さっとおしりをめくってその場で出してしまうなど，尋常では思いもつかない事態も聞きます．認知症の方の排せつについては後述しますが，ここでは在宅の一般論について書かせていただきます．

　施設の多勢相手では個人個人の相手は無理ですが，家ではそれができます．一対一の理想のお世話ができます．とはいえ介護は下の世話だけではないので，諸々の支援が必要になります．

　殊に老々介護では自分を支えるだけでも精一杯のところ，他者の生活を全面的に世話することは 1 ＋ 1 ではなく 3 にも 5 にものしかかります．手抜きも，無視も大事です．培ってきた生活の知恵を駆使して，要領よく手抜きも生きる知恵です．

　お料理も，例えばベースの肉＋ジャガイモ＋玉ねぎ＋ニンジンなどを煮込み，シチューやカレー，煮物，中華風にも応用します．冷凍保存さえしておけば時々の野菜を追加して簡単にできる知恵や工夫を持っているのが，こんな時に役立ちます．足すものは便秘気味なら根菜やオリー

ブオイルを，ビタミンＣが不足気味なら葉物野菜を，タンパク不足なら
タマゴを加える．歯や義歯の不調なときは，うどんを入れたり，その時々
の体調に合わせて調整します．

　お料理を例にしましたが**排せつのお世話も基本形を使って応用してい
けば簡単です．この応用力が在宅の武器になります.**

その時に備えてすぐにでも準備，心がけたいこと，おしり活（仮称）

　おしもののお世話に，過去何百年も女性が苦労していて今も変わらないことに，時代を超えた共通する想いを持ちます．それを乗り越えてきた心の持ち方もきっと今と同じなのでしょう．ご高齢の方から伺ったことを下記します．

・ 育児は，先の成長を楽しみに．お世話は，過去に感謝して，ね．
・ 自分が人にしてほしいように，相手の気持ちを察してね．
・ 嫌なこと（望まないこと）をしなければ，認知症になっても騒いだり，あなたが困ることはしないわよ．
・ 赤ちゃんと同じで喋れないから騒ぐの．
・ 暑い，寒い，お腹が空いている．そろそろオシッコか？
・ おしりが気持ち悪い，熱っぽい．苦しそう．そのくらいは素人にもわかるでしょ．よーく観察していることよ．
・ 最後にがまんして．がまんして．耐えれば年取ったらいいお顔になるから．
でした．

ここに注目

1 部屋の中に介護スペースを確保するために，整理しましょう

　いざ介護が始まると，
・ ベッド，布団，タオル類，オムツ類，クッション，下着，パジャマなど用品の備品が増える．
・ 汗をかくので下着の取り換え，タオルなどの洗濯物が増加します．
・ 往診の場合，点滴台，吸引器なども入ります．
・ 他人の出入りも増えるのできちんと整理して，どこに何があるかを書き込んでおきます．
・ 家事依頼をした場合調味料，食器，本人の好み，買い物をする店，など書き留めておくとスムーズにいきます．
・ お風呂の洗剤，洗濯用洗剤，汚物処理のバケツ，トング，ハイターなどの漂白剤をわかりやすく整理しておきます．
・ 消耗品は少し買いだめも必要です．疲れて重いものを持てない時に備えて．今はインターネットで何でも買えるのでうまく利用しましょう．

2 自然素材布の保存

・ 綿素材，純毛，などの自然素材は貴重です．

　　ガーゼ素材タオルケツト，タオル，縮んだセーター，おじいちゃん
のラクダのシャツや股引など最高です．

　　これらは一朝一夕には揃えられません．捨てないで早くから用意し
ましょう．

・ 大きさはハンカチより少し大きめがいいのですが，薄い生地は大きめ
に束ねてておくといいでしょう．

・ 摘便後のお尻ふきや粗相したときに使い捨てます．

・ お世話の前後に古布を温めて股間を温めてあげると，やさしいお顔を
なさいます．

　　とても助かるので貯めておいてください．

3 下着

・ パジャマやズボンを下げるのは，動作が遅い高齢者には大変で間に合
わずにお漏らしすることもあります．少々カツコ悪いでしょうがホー
ムパンツやルームパンツなど，ウエストがゴムで中にパンツをはかな
くてもいいしっかりした生地が理想です．

・ いよいよ我慢することが難しくなったら，パンツの股部分を切り裂い
て座ればすぐできるようにします（手の使える方）．切りっぱなしで
も大丈夫です．寝ている時間より起きている時間が長い方は巻スカー
ト状か，大きなバスタオルでお辞儀をしたり座った時に大丈夫にして
おきましょう．

・ 気をつけるのは股が切れていると思ってそのまま便座に座ってしまっ
て用を足されること．

さらに一言

Q1：私は寒がりで2枚下着を履いてパジャマを履いています．脱ぎ着だけで大変です．巻いているだけだと寒がりです．よい方法はないでしょうか？（相談者より）

　家にある普段着用しているスエットパンツなどの横を切ってヒモ止めしたり，腰の近くに安心に気をつけて，アンカを置く方もいます．セーターを切って腹巻に．オムツをしている場合，パンツと思えばいいと思います．その上に腰巻きスカート風のものを着けます．色々工夫するうちにベストの介護法が育っていきます．おまかせ介護をする前に，家族の知恵を出し合い，「こうしてください」と主体的に依頼してください．それら貴重な経験を後世に残したいです．

　暑さ対策より寒さ対策の方が簡単です．

・　これからパンツ等を揃える方は漂白剤で落ちますので色物は避けた方がいいです．

・　不格好でも介護が楽でいいです．

4 陰臀部洗浄は不可欠

　繰り返しますが，拭く，薬品を塗る，などどのような方法より，洗うことが最高の良薬です．施設や在宅でもなされているスプレーの空容器では足りません．洗浄だけは十分のお湯で洗って欲しいです．仙骨部の床ずれも防げます．乾燥のためにお尻にタオルを掛けただけでも皮膚乾燥には効果があります．

　ペットボトルの1Lの空容器にお風呂のお湯でもいいから，いっぱいにして臀部全体を洗います．最低1本，理想は2本以上．おしりをふくとき，肛門ばかり気にせず陰部まで菌が飛散しているので，トイレで行うならビデ洗浄もしましょう．最後は尿道口から肛門をふきます．気を付けることは自分で用を足しているほうが，ウオシュレットで洗っていると安心していたら汚れが付いたままだったとよく聞きます．便座に座ったまま古布に石鹸をつけて洗って流してしまう．こすりすぎないように．

・ノズルは園芸用のものでいいです．不安ならポリ袋の 120 〜 150L
　でおしりをスッポリ包んでもよいでしょう．便器に底が付くので再利
　用が無理かも？

さらに一言

**Q2：陰臀部の汚染がなくても入浴ができない方は，陰臀部洗浄を行っ
たほうが，感染症や臭いなどを防ぎ清潔を保てるうえ，爽快感も得られ
ると思います（ナースのコメント）．**

　部分浴として腰回りを洗うことは，陰臀部臭も流せますので不可欠で
す．入浴は介護者もエネルギーを使いますので，体力消耗を考えても部
分浴はお勧めです．陰臀部に汚れがなくても，尿・便とは違い陰部臭は
男女共ついています．恥垢やアポクリン腺からの分泌物で脂肪，タンパ
ク質などが含まれます．この臭いは尿便の臭いと異なる凄まじいので，
洗うことは最高のお世話でしょう．

---

5 手袋

・家でお世話をするとき最も気を付けなくてはならないのは衛生面で
　す．同時に食事の支度や食介助をするので食中毒にも気をつけねばな
　りません．手袋が高価なら，小すっぽり袋を重ねてもいいです．
・便秘が続いて浣腸や摘便時には使い捨てのポリか薄いゴム製のぴった
　りしたものを使い捨てます．厚いゴワゴワする手袋を洗って何度も使
　おうとしても菌は死にません．
・薄いポリ手袋で摘便しても手指に臭いが残ります．こんな時は 2 枚
　重ねて，汚れた外側から捨ててきれいな両手で必要なら再装着します．

6 始末用のスッポリ袋

・汚物の捨て方や捨てる場所で違ってきます．家のトイレに流すか，生
　ごみとして出すかで変わってきます．
　　何をしでかすか解らないのがお世話です．考えられない物やうっか
　り流しはしばしば目にします．

- 厚さ

    購入時安いからといつて薄いものはいけません．２枚重ねることに
  なりますから．
- 厚さ 0.02 ～ 0.035mm などがいいでしよう．
- 大きさ

  使用目的で違います．

　直接汚物を処理に使用する場合は (拭き取り紙の始末も含めて) 厚めの
ものが安心ですが取りあえず身近にあるものを使ってみましょう．量が
多い時は便だけでも詰まることがあります．

- ポータブルトイレに被せて始末する時は 45 L でいいでしょう．

    慣れるまでポータブルトイレのふちにガムテープなどを少し張る
  か，両脇に洗濯はさみ用の止め具にヒモを付けてフタの後ろ側から
  引っ張る物を作っておけば楽です．

　ポータには前述のように流せない物は入れません．

　ティッシュペーパー，パット，キッチンペーパー，オムツもダメです．
お尻ふきのおとし紙は大丈夫です．

　男性によく見かけるのは立ちおしっこ（立位排尿）で周りに飛び散る
のです．これは元気なかたにも云えるのですが意外に臭いますので便器
周辺に吸水する何か（紙，など）をテープ止めしてください．便器の床
はお掃除しますが便器自体の外側は垂れていることが多いので．おしっ
こも座る習慣をつけたほうがいいかもしれません．

　ホットタオルがベッド脇に常備できれば最高です．おしりふき，顔用
など袋に分けて，炊飯器などに入れて保温しておくと助かります．もち
ろん市販の温蔵庫もあります．

7 浣腸や摘便も必要になるかもしれません

　知識だけは持っていましょう．

1）浣腸

　一度ご自分でやってみれば簡単であることがわかります．

　市販の浣腸は 30 ～ 40mL ですが医師の処方があれば 60mL が使えま
す．液を肛門に差し込んで少し我慢させ自然に出ればラッキーです．何
度やってもダメな時は翌日繰り返します．

　人差し指でも中指でもいいです．手袋を２枚重ねで肛門に入れどの程

度まで下りてきているか探ります．指にふれてもなかなか出ないことも
あります．１週間放置すると初めの便が石のように硬くなります．これが
通じると後はかんたんに出ることもあります．あまり時間を置かずに３
〜４日なら浣腸 I 本ですむことが多いようです．看護師に頼む前にご自
分でしたほうがいいですよ．簡単ですしやり方も自分流でいつでもでき
ますから．

　便は色々のことを教えてくれるからです．色や量，未消化，等で解る
ことがあるからです．（ブリストル便形状スケール，**イラスト③**）

　浣腸は面倒ですが排便をこちらペースでできるので，考えようですね．

イラスト③

非常に遅い (約 100 時間)	1	コロコロ便		硬くてコロコロの 兎糞状の便
	2	硬い便		ソーセージ状であるが 硬い便
	3	やや硬い便		表面にひび割れのある ソーセージ状の便
消化管の 通過時間	4	普通便		表面がなめらかで柔らかい ソーセージ状、あるいは 蛇のようなとぐろを巻く便
	5	やや軟らかい便		はっきりとしたしわのある 柔らかい半分固形の便
	6	泥状便		境界がほぐれて、ふにゃふ にゃの不定形の小片便 泥状の便
非常に早い (約 10 時間)	7	水様便		水様で、固形物を含まない 液体状の便

さらに一言

Q3：浣腸の注意点を教えてください.

　浣腸の図（日医工株式会社製より転載）を**付録5**に掲載します.
摘便は文字通り引っかき出すのですが、浣腸液がスルスル入っていくときは、便がまだ下（直腸）に落ちていません. 中指を突っ込んで触れることができれば、すんなり出ますし、その時々で違います. 腸壁を傷つけないようにていねいにしましょう. 浣腸液を入れるときは、切ったオムツ片で片手で肛門を押さえて逆流を防ぎます. 浣腸液が戻ってくることがあって飛び散ることがあります. 一度体験すれば、簡単なことがわかります.

　どうしても怖い方は、ご自分の指を手袋をして肛門に入れて感触を体験してください.

　浣腸の注意点：便秘がなぜ起きているか理由がわからない状態で、便が出ないから浣腸をするのは危険です. 腸閉塞や腫瘍により排便がない場合もあるので、訪問看護師やかかりつけ医相談してから実施しましょう. 腸閉塞や腫瘍が原因の場合、浣腸の圧により腸穿孔を起こす恐れがあります. 腸の手術後の方は、医師の指示があるまで禁忌です.

・　排せつ関係で使ったものすべてのオムツ,パット,手袋,紙,ティッシュペーパー、キッチンペーパー（水溶性か確認をしてから流す）,古布,浣腸の空き容器、などは別の容器なり袋なりに入れる習慣をつけましょう. ロールの巻紙は片手で切れないのであらかじめ切っておくといいです.
・　後始末や飛び散り防止の押さえ紙にティッシュペーパーは便利ですが薄くて不安なら、昔のおとし紙かキッチンペーパーがいいです. 購入時に丈が長くて保存に困りますが厚さがあって水にも溶けて安心感があります.

　もったいないけれど尿とりパットが最適です. パットを数枚に切って受け用に使います.

　オムツを捨てる時にきれいな部分だけハサミで切り保存しておいても便利です.

・　いわゆるスーパーでくれるゴミ袋のこと.

　汚物を受ける時に使います. これは大きさを揃えておくと本当に助かります. 汚れたものを直接つかむときひっくり返して捨てられますし,

二重に袋に入れれば収集日まで臭いは収められます．

・ 気を付けるのは袋を信じてはいけないこと．切れていることもあります．勿体ないからとスーパーでくれる袋で代用しがちですが二重にしたりして用心ください．箱や尖ったところに穴が空いていることがあるので気をつけましょう．

2）摘便（摘便の方法，イラスト④）

　便秘が続くといつ催すか心配で外出も気になります．多くの看護師さんは仰臥位で寝かせて液を入れ，座れる方はポータブルに移します．間に合わない方はそのまま３分ほど待ちます．

　こんな時は積極的に浣腸してそれでも出なければ摘便しましょう．

　手袋をはめて人差し指か中指を肛門に差し込み便がどこまで下りてきているか探ります．きっと硬い便に触れるでしょう．更に軽く刺激しながら待ちます．手袋の外側を捨て清潔なものをつけます．強くなく，腸壁を穿孔しないように．

　待っても出ない時は浣腸を再度繰り返します．また指を突っ込んでそれでも出ない時はあきらめて翌日を待ちます．続けていきませると血圧の変化をきたしますので冷たいお水やお茶などを飲ませて休みながらします．

イラスト④

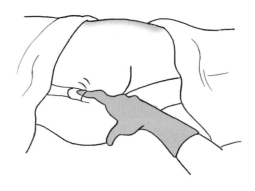

　　摘便の前にお腹をさすったりお湯タオルで温めたり坐れる方はポータ移動させます．肛門は後ろがわにあるので介護者は横に回って行います．患者の左側にいると，右手が使えるので，利き手の反対側に位置します．ポータの場合すっぽり袋で受けると後始末が楽です．終わったら古布で温めて拭いて休ませます．家のトイレの場合は横後に回ってします．

さらに一言

Q5：肛門に指を突っ込んで摘便をしたことがありません．なにかコツはありますか？（相談者より）

　　肛門に指を突っ込むと便の位置がわかります．硬い便が出口スレスレまできていたら肛門周囲を押せば出ることがあります．ホットタオルで肛門付近を温めリラックスさせます．

　　硬い便が出たすき間に浣腸液を入れて様子をみます．3～4日分なら固まりません．指を突っ込みながら，中でまわしたり押したり刺激してみます．腸壁を傷つけないようにやさしくします．臥位の方はお腹をマッサージしたり肛門周辺をタオルで温めたり，できる方は日ごろから腹臥位（うつぶせ）をして腸より出口を下にする体位をとってみます．途中で水分を補給したり休ませます．便に血液が混ざったり，痔のある方は，多量の出血があるときもあわてないでください．量によっては翌日看護師に相談してからにします．

Q6：浣腸して出なければ，摘便しても出ないと思うのですが？

　　浣腸を繰り返しても出ないことは多いです．続けて摘便します．

　　もうセットとして考えればいいのです．全部出切ったか最後に指で探って指に便が付着しなければもう安心です．付着していても疲れ切った様子ならオムツを当てるか失禁パンツをはかせて次の機会を待ちます．食事も増やし，グレープフルーツ，（医師，薬剤師の指示のもと）オリーブオイルをスプーン1杯飲む，ネバネバのヨーグルト〈カスピ海〉などが即効性があるようです．

　　それだけやってもダメなら本職に相談しましょう．薬も多種あります．便秘の問題だけではないかもしれません．溜まっているものが出ない場合，腸閉塞を起こしていることもありますので医師に相談してください．

技術的な事は看護師に指導を受けましょう.

　腹臥位療法も理にかなった排出法です. 長く仰向きに寝ている方に残尿, 残便が起きやすくなります. 容態や筋の拘縮状態にもよりますがうつぶせ寝を午前午後30分位行うだけで排尿便に効果があります.
イラスト⑤, **表1**にあるように上向きの姿勢は尿便, 痰, 口腔中の吐物も下に沈み出にくいのです.
　溜まったものは上に押し上げないと排出できません.

イラスト⑤

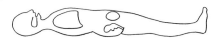

表1　姿勢変化に伴う尿便排せつ障害（A）（B）と機能性尿便失禁（C）の有無		
	（A）幼児期の尿便禁制訓練に反する尿便排せつ障害	（B）解剖・構造的尿便排出障害	（C）機能性尿便失禁
仰臥位	×	×（男性の排尿は××）	×
腹臥位	×	○	×
上半身挙上腹臥位	△	○	×（男性の排尿は○）
体幹前傾姿勢	○	○	△〜○
椅子座位（洋式排せつ姿勢）	○	○	○

×：あり　○：なし　△：どちらの場合もある

尿便の排せつには, 表の通り仰臥位が最も不向きで椅子座位になっていくにつれ排出が容易となる.
逆に蓄尿や蓄便には臥位ことに仰臥位が優れている.

Q7：摘便後の便の捨て方はどうしますか.

　昨今，節水タイプのトイレ便器になる傾向があります．これは当然ですが，当然ながら水量が少なく水圧も弱い感じがします．このようなトイレに流す場合 1 週間分の便を一気に流すと詰まります．逆流してきます．大変なことです．ゴム製のプカプカカップで吸引しても流れません．こんなときの秘法をお教えしましょう．メーカーには内緒です.

　よくあるパイプクリーナー液を容器半分程便器にいれます．そこに熱湯を注ぎ込みます．ヤカン一杯入れてもいいです．少し時間を待ちます．流れました．感激の一瞬です.

　念のためもう一度繰り返して流されていたら安心．摘便で出す便は水分が抜けて繊維質だけになっています．もう水分をふくませようにも吸いません．2～3 日放置しても流れません．パイプクリーナーの成分がどうなのかわかりませんが，これぞ裏技です.

　メーカーに聞いても水の量を増やしてみて．と云われましたがもう尿便の水量が便器の淵にまできているので無理といいました．取り扱い説明書に書いてほしいです.

8 汚れた下着や衣類の洗濯のしかた

　よくあるウヘーという場面です．便が出たと安心していたらすぐその後また，残便が出てきて下着などを汚されることがあります．パットを当てて様子を見ましょう．本人はよくガスが出たと思ったといいますが，周囲に臭いが出て気づくことがあります.

　こんなときはすっぽり袋に手を入れて掴んで，トイレの便器の中に袋ごと突っ込んでトングを使い，そのまま水を流して洗うのがいいという方もいますが，好き好きです．いずれにせよ，袋の端をしっかり持っていてください.

　便器掃除用のブラシとは別のブラシでこすってから，塩素系の消毒剤で漂白してから洗濯機に入れます．理想は，洗濯機は 2 台ほしいです．大抵の方はお風呂場で洗うようです．この時もハイターなどでお風呂まわりを流しましょう．昔のように蛇口が外にあるご家庭は少ないし，マンションのベランダでは規律違反になります.

「純代式ケア法」でお世話するときに
気をつけたいこと

　人に残存している機能は使うためにあり，使わなければ退化します．次のような方に「純代式ケア法」を用いるとＡＤＬの低下を引き起こし，寝たきり状態を作ってしまいます．

・　介助者がいればトイレに行ける方．
・　がんばれば何とかトイレに行ける方．
・　ポータブルトイレの利用ができる場合もある方．

　逆に動けないのに無理にトイレ移動を強要したり，尿便意がある方にオムツで排せつさせることは，生きる権利を奪うほど残酷です．介護の理念にも反します．

・　排せつの仕方は個人の自由です．人に強いられるものではありません．衛生面と危険さえなければ自由です．

　しかし，動けるのに，ここで用を足そう，それが続けば体の機能は退化します．その見極めは判断力のある家族がする必要があります．
どこでどう排せつするかは，究極どう生きるかに通じます．
　生きるということは可能性への挑戦です．トイレまで歩いてみようということも可能性への挑戦です．

ここに注目

　若いころ母を介護していましたが，最期の数日間入院させました．救急搬送後，看護師さんに「母は先に左側に向かせてから処置してください．痛がるんです」と申しました．その時の母の喜んだ顔を今も忘れません．その一言で，自分は家とつながっているという安心感が持てたのかな，と．

介護って，相手の様子を察して工夫すること

　どんなトイレも生活行動を全部はカバーできません．あんばいよく使うには周囲の方の工夫と応用が必要です．状況に応じて布，平らなオムツ，吸水性のある古い下着，タオル，クッション，枕などをあてがったりパジャマの股部分を切り開いたり（これは必ず．切り開かないと催したとき間に合わないから）．手の動きが遅くて間に合わなくなったら，後ろが短い腰巻風にしたりテープ式オムツにしたり，その家流の工夫をしてください．医師，看護師，ケアマネージャーなどの意見は参考に留めて，決定するのは介護者です．患者さんがどうして欲しいかを言いやすい（伝えやすい）（理解できる）のは家族だからです．

　相手の気持ちを察しながら工夫していく過程が，介護です．

　介護は医療ではありません．完治が目的ではなく，患者さんがいかに快適に過ごせるかです．他力でなく自己決断してください．健常時に比べれば数値もプラスマイナスがあります．マイナス面を捉えないで，年齢相応の範囲なら，よしとしましょう．あせらない，押し付けない，理想はニコニコ顔で．

どんなトイレでも微調整が要る―義歯，義眼，義足と同じように

　私達もトイレで座った後，洗浄水が当たるように無意識に微調整しています．

　まして高齢者の日常の動作は千差万別で同じ人でも刻々変化するうえ，自分で無意識の微調整ができません．介護者はその都度容態に合わせた工夫が必要になります．ベッドでトイレも全ての方の刻々変わる状況に対応できません．

　あくまで調整や工夫，応用ができる素（す）の基本形です．その方に合った調整と工夫ができるということが，いいお世話ができるか，後悔するお世話になるかの違いです．いいトイレとは「状況をふまえて足したり，引いたりしながらその方に合った排せつができるもの．」といえます．

お世話の仕方が原因の認知症の誘導は防ぎましょう

　限られた空間で，同じようにされるお世話を受けて，諦めていい子でいる生き方を本人が自らの意志でするならそれも認めるべきです．

　その場合でも，知力をもって納得してならいいのですが，何も知らずに流れ作業で施設に夢を描かないでください．家なら思うような対応をしてくれるのかは，それも夢です．老いて，病んで劣化した部分がもともとあるのですから今までの自分とは違うのです．それらを承知して老いに挑戦しましょう．諦め

てお任せでは脳の活性が衰えます．脳だけ衰えて多臓器はぴんぴん元気．これが認知症です．ここでは排せつとお世話について書いていますので，たびたび書くことをお許し頂きたいのですが，オムツ中でいつ出てもいい状態が続けば，正常な働きをする脳も司令を出さなくなります．諦めが一番悪いことです．どうぞ自力で排せつする方法を今のうちから考えてください．「オムツ＝にんち」ではなく，「何とか自力でやってみよう」という気力の維持が大事なのです．ヤル気こそ捨ててはいけない生命力かもしれません．そしてできたことはほめてあげてください．

認知症の方の排せつ

　この最も難題の方のケアについて私見を述べます．認知症の治療は専門家に相談していただくことは当然ですが，完治しないのがこの病です．

　家に入ったら，何かを感じて下さい．認知症もレベルは各々異なりますが，患者ではなく，まず人としての観察をしてください．問題行動はどうしてそうなったか，どうしてほしいのかが察せられれば，沈静化する場合があります．会話ができない赤ちゃんと接するとき，泣く原因を探るのに似ています．どうしてほしいの？と親も一緒に泣いてしまいます．そのくらいしっかり探れば何かが掴めるでしょう．

　問題行動は，泣く代わりの訴えです．そんなことしないで，ダメ，何度言ったらわかるの，と悲しくなるほど困り果てます．でも本人には伝わりません．穏やかな認知症ならいいのですが，排せつが絡むとこちらも興奮してしまいます．ご機嫌が悪い時は便を投げつけられたり，弄便もあります．きっと何かが気にいらないのでしょう．言葉にして訴えられない代わりの行動かも知れません．こんな場合まずこちらが落ち着いて容認してみてください．（感情の受容）オムツを外す行為は最も多いです．投げつけられます．問題行動はいろいろの形で現れます．トイレを探しまわります．中にはお人形をおぶって，それも紐で括って，子守歌を歌いながら一日中過ごして，心を落ち着かせている方もいらっしゃいます．買い物かごを持ったり，濃いお化粧をしたり，いろいろ人生を背負っています．会話ができない相手にはこちらが察するしかありません．

　この方は，尿便意はあるのか．訴えられないが何かサインを出していないか．

　オムツかぶれで痒いのか，汚れて気持ち悪いのか，トイレに行きたいのか，などを探ります．

　ベッドに縛り付けたり，つなぎ服を着せて手が入らないようにする以前にベッド排せつも試みてください．「ここで排せつしなさい」と言わずに，「お尻

を洗いましょう」と言って慣らしながらします．いきなり「ここで」と言われると，通常人でも拒否されます．でも徘徊したり投げつけたりできる方なら，トイレにも行けますね．そうなる前から床上排せつに慣らしておくことも大事でしょう．洗ってもらえる快適感を脳にインプットできれば幸いです．

　ある方は夫のセクハラから逃げるために入院したのですが，自力でトイレに行こうとして躓き以来，オムツになりました．ある日オムツ中の様子を確認したかったのでしょう，弄便をしてその手で壁塗りをしたため，つなぎ服を着用されました．がまん強い方で，いわゆるいい子でしたが，所望されて私が見舞ったときは諦めの無表情で認知症の始まりでした．即退院させて在宅で看ることにしました．入院している間にバリアフリーに改造し，夫が入室できない処置をしました．その間の待ちどうしかったこと．日に日に認知が進んでいましたから．

　家に戻ってからはもとに戻りオムツも笑い話になりました．明治生まれの方は与えられた環境に慣れなければいけないという教育をされてきましたが，これからのウオッシュレット時代の方にがまんはできるでしょうか．

いくら努力しても死への経過までにはアクシデントがある

　老年者が寝たきりになる事故のうち，転倒と落ちる事故が80％です．注意してバリアフリーにしても，家の中で転んで骨折する場合が多々あります．救急搬送のデータからも夜間の転倒が多いです．睡眠剤，精神安定剤の服用，お酒が加わると更に危険度がアップします．足もとがふらついて転んだり階段から落ちたり，ベッドから落ちたりつまずいたりが原因です．これは予防できます．中高年者は，夜間はベッド上で用を足すくらいの用心が必要です．ことに夜間頻尿の場合は，それだけで体力の消耗が大きく，昼間の活動期に眠気で逆転した生活になります．自己防衛の一手段です．

　元気なときの自分から，老いを認めた生活に切り替えることも必要かと思います．

　用心は筋トレやウオーキングといった前向きの努力だけではなく，先々を想定して現在地を認めることも「老い活」です．

リハビリのためのトイレ移動

　「リハビリのためにトイレに行く」よく聞くことです．この状態の方はトイレ移動できる方でしょう．ならばトイレでしてください．

リハビリのためではありません．リハビリと排せつは別と考えます．

がまんさせて無理にトイレまで連れて行くのは虐待と同じです．ゆっくり排せつさせて，リハビリはリハビリでするのがいいと思っています．ことに床上の排せつはややもすると面倒だからと，移動しない場合がありますが，状況によってはそれから後にリハビリをしてください．動くことで便が下がって便意を催して，途中にあるトイレで多量の便が出た，と喜んでいた方がいました．

それも個々人で違ってきます．

ここに注目

効果と根拠—たとえベッド下に落とすにしても

ケジメが大事

残された機能は使わないと衰えていきます．使えるようにすることが援助の基本です．「純代式ケア法」はそのためにあります．

持病はあるが概ね元気な方がポタポタ便を落としながら歩く姿に家族は動転狼狽します．この時期の対応が本人も家族も重要です．その後の介護が楽になるか手間がかかるか，また，施設か在宅か決まってしまいます．施設入所の動機最も多いのもこの時期です．頭脳明晰で意志を伝えられる方はれも尚更ショックです．ポータブルトイレや車いすでトイレ移動させますがそれも無理になった場合オムツでした．この方達がたとえベッド上でも自力でトイレ排せつしたら介護量も減ります．

介護度４，５の方に「トイレで」といっても体力的に無理です．トイレ単体の排せつは無理です．寝られる環境〈ベッド〉になっていなければトイレ排せつはできません．それ以外に方法はありません．まして尿便意があればなおさらです．汚物が肌に付着している状態は虐待にもなりかねません．たとえベッド上でもおしりの下に凹部があれば付着範囲も少なく，また洗浄も可能です．

オムツになるきっかけの１位は「トイレまで間に合わない」です．尿便意がある（脳が指令を送っていること）にもかかわらず，催したときすぐに用が足せる状態ならば，「垂れ流し」にならず脳の廃用の一因の認知症の予防になります．

　介護を必要になる原因の1位は「脳血管障害者」であり（**付録1**参照），自力で健側を使えば排せつと始末はできます．パーキンソン，リウマチなども体調が悪い時は床上ですませます．介護者の疲労，外出時などの部分使用も可能です．

　独居，介護離職不安の場合頭がしっかりしていて自己判断できる人なら，昼間は床上でさせて，一日1回ヘルパーに依頼しベッド周辺を整えてもらえば在宅も可能です．

　体調は日々異なります．それにつれて用具の使い方も変えられることが望ましいのです．

　トイレ移動できるときは通常のベッドとして使います．

　夜間，寒いとき，急な体調不良，眠剤投与による足もとのふらつき（特に夜間の転倒の救急車出動の一位になっている）

　体調が悪化しオムツをあてがう場合，マットレス凹部に排せつ物が落ち込むので陰部周辺に押されず広がらない．

　尿単独オムツ排せつと認知症の関係：

　オムツは便利です．でも便利さに負けてはいけません．オムツをいかに，どのように使うかなど頭で考えてから使いましょう．オムツ中での「垂れ流し」状態に脳の働きはいりません．

　オムツはあらゆる感情を捨て去るものです．排せつする意思表示，行動，判断，周囲への配慮など脳からの指令は一切不要になります．その結果認知症に誘導されていくのです．とは言えやはり必要品なのですが．

　介護費は年々上がり人手も不足します．在宅で自力排せつを可能に出来れば社会資源の削減につながります．それが老後の幸せと願う方々が多いのです．また介護に費用がかかる不安でお金が使えず貯蓄するともいわれています．

さらに一言

介護用オムツを知る

　以下は，読売新聞の 2019 年 4 月 2 日付けの記事からご紹介します.
　介護用オムツを知る：「1 回に何枚オムツを重ねて使っていますか」
　講師の質問に「4 枚」「6 枚以上」と次々に手が上がりました. オムツ
を何枚も使うことに戸惑いました.「3 ～ 4 枚」と明かす看護師（47 歳）
は，「かさばって寝返りができず，トイレにも行かないため，筋力が弱っ
てしまう人もいて」. 北陸地方のヘルパー（53 歳）は，「80 歳代の女性
が 7 枚使っている. 皮膚のトラブルも深刻」と話します. 口々に言って
いたのは，「オムツのあて方を習ったことがない」という話. 医療や介護
の現場でオムツの使い方に悩んでいることに驚きました.（中略）
　適切なケアをしないと，体の機能が衰えて，介護がよりたいへんになり，
オムツ代もかさむ. そんな悪循環が指摘され始めたことに加え，オムツ
を使われる人の気持ちを考えるべきだという声が高まってきていること
も背景にあるようです. 厚生労働省も昨年度から一人ひとりオムツ使用
状況などケアを再検討した介護施設に手厚い報酬を出すようになりまし
た. 子育ての経験から「オムツは楽」と思っていますが，それは使う側
の理屈で，様々な影響があることを知り，適切な使用を考える必要があ
ると思いました.

第Ⅱ章

皆の願いを形にできないか.
長い間トンネルに入ってしまった.
―結果トイレとオムツのイイトコドリができた―

「純代ケア」システムを開発した過程

排せつ（トイレ）の絶対条件

従来のトイレ付ベッドの問題点

介護の前準備・落ち着いてお世話するために

後始末の準備・衛生的に無駄のない動きのために

「純代式ケア法」を開発した過程

　これまで多くの方にそうなったときに困ること，願望などの相談や愚痴，を聞いてきました．

　また，研究所で数十年にわたる他社製の排せつ用具を使用状況について施設，ケアマネージャー，家族からも聞き取りを続けて方向を探ってきた結果，一つの用具で完全な個別対応は無理である結論を得ました．どうしても only one が作りたくて，同じパターンで何度も作り直しました．諦めず長年種々のトイレを製作してきました．その間多くの方が抱える不安，要望，願望，を探りながらも個別対応が頭から離れません．短期間用なら容易に作れます．介護当初から最期まで使えるものはできないものか．

　無理でした．簡単に自力で体位変更ができない相手に，便器までの数センチの移動も不可能です．介護者にも生活があります．おしりばかり見てはいられません．目を離した隙にやられることもあります．汚されたらもっと手がかかります．

　体の同じ部分に負担をかけていたらそれも問題です．

　寝たきり用対応だけでなく，介護の始まりは常時お世話の必要はありません．

　むしろ自力でできるものが要るのです．自力排せつに求められる条件，やはり難しいです．こんな事に対峙する意味はあるのでしょうか…

　でも…を繰り返し数十年を経ました．

　数年前から国策で介護にロボット導入が根付いて，盛んに人手に代わる物もあります．私も現在作っていてデータもあります．（バキューム洗浄機能付き III 号）しかし直接陰部に接する部分に機械的なものはいかがなものでしょう．私は怖いです．

　最もデリケート部分に個別に対応できるのでしょうか．先々を楽しみにしています．

　そして，あれやこれやの経過を経て，多くの方に望まれる要求を満たすために，最大公約数的な要件を見つけ，形にできました．それは，

1 汚物を体から離すこと．
2 水で洗えること．
3 簡単に使えること．体に触れる部分にロボット機能つまり電気は可及的に
　 使わない．
4 周囲に沁み込まないこと．悪臭の原因を断つ．
5 いかなる ADL にも使用できるもの．
6 催した時すぐに用が足せること．

　これらの条件を踏まえて開発した物は単純な見慣れた形状になりました．
最大の特徴はおしりの下に穴を開けたことです．

排せつ（トイレ）の絶対条件—そこで排せつしなくてもマットレスに慣らしておくといい

　四足で歩いて生活するように作られた人体は，排せつにもあんばいよかったのです．排せつ物は下に落ちるようになっていました．その後 500 億年前から前足 2 本は手として使われるようになったのです．2 足歩行が始まりました．

　その結果物を掴む，細かい作業には適したものの内臓も含め弊害が出てきました．地面に並行に作られた臓器も直角になったことで，無理な姿勢を取らざるをえなくなりました．動物は人間より効率的にじかに地面に落とします．排せつ物の上には寝ません．なぜ人間は，この部分が進化しないのでしょう．お股から落ちてくるものを，何かの布や紙で包み込み，知らん顔しています．健常時はピッカピッカの明るい素晴らしい場所でおもてなしいただいているのに，ひとたび障害を持ったら最後，汚物と共存することになるのです．

　空に浮きながら移動できる飛行機，思いのまま移動する車があって，なぜ？ オムツは考え方によっては合理的ではあります．被介護者が我慢さえすれば．でも介護者にとっても楽な方法なのでしょうか．彼等もがまん，がまんの日々なのです．　　双方にとって楽な方法は，

- ・ 可及的に汚物が広がらないこと．
- ・ 付着した物の始末（＝介護）が簡単なこと．
- ・ ADL が落ちても終末期まで続けて使い慣れたもので排せつできること．

さらに一言

それに対応できる物つくりを目指した結果,
おしりの下に穴をあけました

　いかなる状況に於いても排せつ物は下に落ちるようにします.（おしり下に空間＝穴を開ける）ベッド上での排せつはスペースが限局されます.そのぎりぎりの条件内での製作は制約が多いのです.

　穴を大きく開ければ臀部が落ちるうえ,マットレスのへたりを招くため最小にして最大の大きさを求められました.通常使用するトイレ便座は中側に傾斜があり,肛門周辺が広がる工夫があります,がマットレスではそれができません.しかし使用を重ねていくうち自然のへたりで使用しやすくなります.

洗える状況を作りました

　排せつ物の始末（＝介護）で行われている方法（テープ式オムツ）は,オムツを開いて汚れていないオムツの部分で荒拭きをしてから,布などでさらに拭き,洗浄機や食品の空容器にお湯を入れて（100 ～ 200 L）洗います.

　看護教育の中でも洗浄については書かれていません.このときベテランの介護者は,洗浄後のお湯が周囲にこぼれないようにすることに慣れていますが,多くは周囲にこぼれることを恐れて,洗浄に自信が持てません.平面上での洗浄は考えただけでもおそろしいです.しかし空間を作れば体重で下に落ちていきます.汚物は陰部に留まらず臀部にまで広がります.

　会陰部とはよく言ったもので陰部と陰部が合わさったものです.女性は男性より複雑に作られていて,汚物が留まり,洗い流す効果は大きいのです.尿路感染症,膣炎などに至る場合も多く,薄いヒダ部分を拭くだけでは済みません.尿口,膣口,肛門と肛門外縁（肛門周囲）の清潔を保持することによって,膀胱炎→腎盂腎炎,膣炎→カンジタ,トリコモ

ナス，等の感染症，褥瘡などが予防できます．何より病人臭，陰部臭から解放されます．

変化する ADL についていける用具

　過去からずっといただく質問の中で多いのは，どんな人に（ADL）どんなときに，どう使うのかでした．

　在宅ではマニュアルが作れません．ADL 別に分類しても明日の状況は解らないのです．何を以て良しとするか，が決められなかったのです．したがって用具を開発できないのです．健常者は出来るだけこの（いつもの）トイレで，行けなくなったらポータブルトイレか集尿器で，などの用具と方法で説明されてきました．

　しかし，先にも書きましたとおり，中高年者の ADL は日によって変化します．オムツの種類も，テープ式，パンツ式，パット（厚い，薄い，平ら）式オムツなどが必要です．その変化に対応できることが在宅の特徴です．単にベッドの置き場所が変わることではありません．患者の近くには家族，いなければサービス提供業者もいます．**状況さえ整えればきめ細かい対応は可能**です．家ではおしりに発赤が出れば一時的にオムツを外したり，応用，工夫ができます．マニュアルがない，作れないということは，自由にできるということです．それは家族を含めた介護者の力量次第です．

どのような方にも使えてどんな使い方もできる．
ということは少々傲慢ではないか？

　でも考えてみてください．おしりの中央に肛門があります．人工肛門は別にしても誰にでも出口はあります．股関節が拘縮したりなどで，足の開きは悪いにせよ生きている以上出口はあります．

　それだけあれば寝ても，起きても始末は可能です．ましてそのような方にはお尻洗いの快適さを味わっていただきたいです．

そしていきなりここで用を足してといわれても戸惑います．オネショしている感覚なのでしょう．当然です．**お尻洗いから始めれば容易に使えます**．

おしりの下に穴があることが必須条件

といわれても…

　介護度が低くトイレ移動ができる方や，ポータブルを使える方は当然トイレ移動するでしょう．排せつに適した，慣れているトイレ排せつは這ってでも行きたい気分がいいことです．また，自分の排せつ物を確認することで生きている実感を味わったり，製フン所というマイ工場（体の中）の生産物を見て自信を持つ方もいらっしゃるでしょう．

　では上半身を起こせなく，寝る姿勢しか取れない方にも，おしりの下に穴が開いている必要があるのでしょうか？の疑問をいただきます．

　オムツをするのも選択肢の一つですが，オムツをすることは，中で蒸れたり，汚物を押し込んだり始末が大変です．失禁状態で常に出ている方でも，一日のうち，ひとときでもルーズにオムツを宛がい，漏れても大丈夫な状態のうえで，多量のお湯で洗って下さい．介護度4，5の方はオムツしかないのは可愛そうですし，かといってトイレでは無理なのです．オムツの利点とトイレの利点を使えば理想的です．寝る場所とトイレが一緒であることが必須です．ベッド上でもたとえ認知できなくても洗える快感は伝わると信じます．ベッドで排せつ？嫌だ．でも洗ってみてください．

従来のトイレ付ベッドの問題点

　もう40年程前からトイレが付いたベッドは2大大手企業が作り販売されていた．それが使用を続けられれば，現在の介護のレベルもこれほど低下しなかっただろうと推測します．問題点を続けて解決して欲しかったです．

　それはベッド下から，フタのない弁当箱風の容器が上がってきて，マットレスがおもむろに左右に開くものでした．がまんしている間に漏れてしまうのでした．その臭気は凄まじく使用に耐えられなかったのです．

　寝，食は別，トイレも別，オネショしないで．と育ったせいか寝ている場所で排せつは出来ない，してはいけないと教育されています．お行儀悪いですよ．と．私も同感です．当然です．這ってでも行きたいです．他方，でも行けるうちはいいけれど移動出来なくなったらどこででも出したいです．トイレ移動の努力をせず結果寝たきりを誘導する，との論理は健者の驕りです．行けない時もあるのです．

　この偏った非難から開発者は意欲を失くし開発は途絶えてしまいました．

介護の前準備・落ち着いてお世話するために

1　お世話する場所と，廃棄する距離の間につまずくものがないように．汚物入り袋を持って転んだら悲惨です．

2　捨てる場所の（トイレならドア）を開けておく．
　便座を上げておく，ハサミ（後述）．の用意．

3　手袋：利き手は二重に，反対側は清潔にしておく．一重でよい．
　　往々にして，使い捨て手袋は入口がくっついて剥がれにくいので予め口部分を外側に織り込んでおくといい．指をなめてぬらすのは不潔です．

4　オムツや布を切って，肛門付近を拭いたり，押さえたりできるように重ねておく．もちろん，チリ紙，トイレットペーパーでもいいが，必ず切っておく．片手ではちぎれない．浣腸を使う場合は，必ず肛門を押さえておかないと液が流れるので悲惨です．

5　スーパーで使うすっぽり袋を，外側を折って入れやすいようにしておく．
　汚れた手袋，紙類，浣腸の空などを入れるため．
　一歩先のことを予見して準備しておくことが大事です．

後始末の準備・衛生的に無駄のない動きのために

1 常に始末用のすっぽり袋を広げて準備はするものの，突発的に何が起こる
　かわからないのが介護です．心配ならオムツと併用します．テープ式オム
　ツを開けて，パットを見て，便が付いていたらきれいな部分で軽く拭き取
　ります．吸水に余力があれば，そのまま洗います．
　　この状況は，各自にお任せするしかありません．ベッド上は吸水，撥水
　されていますが，始末用すっぽり袋をしっかり広げてください．おしり全
　体を袋の中に入れれば，排せつに関係なく部分浴にもなります．
　最後にきれいなお湯で洗い流してください．

2 始末袋（すっぽり袋）の中の捨て方
　　ベッド上から引っ張り出して，捨て場まで持っていきます．便器に流す
　とき，開口部は必ず便器に入っていないと溢れます．最近の便器は節水タ
　イプなので浅く容量が少ないので溢れたら大変です．
　　コツは，汚物が入った部分で袋を切って中身が入っているところだけ残
　します．このとき，ハサミ（前準備参照）と，中身を流した後の袋と切っ
　た部分を入れる袋も身近に置きます．（これも外側に折り返しておく）が
　必要です（前準備の５参照）．
　　摘便などしてやっと出した便は繊維分ばかりで，水分が少なく硬い塊な
　のでトイレがつまることがあります．このような時は便が水分を吸って柔
　らかくなるまで時間をかけます．

3 最後のすっぽり袋の汚物入れは（上記2），そのまま捨てないで，新聞紙
　や紙袋に入れて，クルクル巻いておけば，家の中でも臭いません．

第Ⅲ章

在宅の介護の主治医は，奥様あなたです
―おまかせ介護はいけません―

奥様，あなたのノウハウを後世に伝えてください

家の中に入ってお仕事するということ

家族とヘルパーの違い

家の中のケアに正論は通じない―その方流の人生観，生き方，死生観を認める

ADL を落とさない排せつについて

排せつには腹臥位療法が効く．体をリセットする．

　本章では，全くお世話をしたことがない普通の家庭の中で起きる事態について，家族の思いと在宅排せつケアの研究者として感じたことを書いています．

　排せつケア研究所から金井総合研究所に引き継がれました，おしりのケアにシリアスに格闘した経験をもとに，どうしたら老いの排せつより良くできるかをものづくりを通して模索しながら認めました．

　まず，家族を含めたその家の介護の主治医は，奥様あなたであることに責任と自信をもって下さい．排せつ介護といっても陰部だけを見ないで，家という限られた空間の中での家族の疲労具合，精神状態，食事は過不足ないかなど，家族とある距離を置いて客観的に状態を把握してください．指図ではなく総合マネージャーです．思いや意見をいう以前に把握することが大事です．

　事業者は，家族の中に判断力のある人がいればその意見を先行させてください．所詮素人ですから自己流で行っている場合も多いのです．また資格のある方の意見に逆らうことはとても勇気が要りますので，家族の希望を優先させてください．

　個々のサービスや医療も入りますが，家で直接手を出してお世話するのはあなたです．いわばまとめ役です．ケアマネージャーの意見もあるでしょう．医療に携わるかたの意見もあるでしょう．その方達を差し置いて前面にでて取り仕切れば現場はメチャメチャになります．ただ患者さんやご家族の気持ちに寄り添える立場はあなたしかいません．あなた自身がこの患者さんの一番の理解者のはずです．冷静に，しかも勇気をもって！

ここに注目

在宅の主治医は奥様，あなたです．

　悲しいかな人の生命はいつかは断たれます．夫婦も相手との出会いから要介護まで様々な事があり，老いては介護を受けながら命を維持しています．

　少し前まで命は自然にまかせて諦めていたものを現在の科学の進歩に引きずられ家に初対面の他業種の方達が来てお世話をしてくれる文化が育とうとしています．しかし，個に慣れていない日本人は，誰かが取り仕切ってくれるレールに乗りたがり，施設願望も強いのも現実です．

　まだ定着半ばの介護保険によるサービスについて，家族側も業者という人たちが来る日は緊張する，といいます．
・今までこうやっていたのにやり方が違う．
・業者としゃべるだけで疲れる．
・来てくれる日に何をしてもらいたいのか，考えるだけで疲れる．
・ああしろ，こうしろと迷ってしまう．

　言葉と本音は往々にして違います，がサービスを受ける家族もお任せではなくこうして欲しい，こうありたい，という基準を持ったほうがいいと思います．老い，疲労の日常に何かの決定をすることは大変なエネルギーを要することです．

　業者は良かれと思ってスケジュールを立てる．，家族は資格者がいう事に逆らえない，プレッシャーになる．業者の思いと，家族との乖離があることは悲しいです．生きたい，生きていて欲しいという家族と，少しでも改善させたい思いが合致すれば問題はないのですが「自然に任せるから成り行き」と思っている家族に血液検査の結果票をみて異常値ばかり責められて褒めてもらえない．老体にムチ打ってリハビリを勧める．サービス提供者はそれが仕事であり正しいことを親切に教えてくれているのです．

　さて，ここでもう一度老いをどう生きるか，どうしたいのかを考え，それに沿ったサービスを受けたら如何でしょう．私達家族は積極的な治療より辛くない事を望むとかを訴えてサービスの内容を決めるのです．

　ご家族で方向性が決まったらそれに応えてくれます．納得しないまませっかくやってくれるのだからと流されては皆が不消化な気持ちになりストレスになります．

奥様，あなたのノウハウを後世に伝えてください

　専門職の方は，教科書や専門書では解剖学的，排尿便の仕組み，失禁の原因など正しい知識を学んでこられたでしょう．ここではそれを割愛させていただきます．在宅の排せつは，同じ理論を繰り返しされて各論はないため，現場に出て目の前の現実にさぞ驚かれたことと存じます．教科書どおりに行かない人間の動きは予期せぬことばかりでしょう．技は習得できますが，それに加えて人間を理解するスパイスを盛り込んでやっと一流の仕事人になるのです．

　書かれたものの多くは施設での技です．心を学ぶことは誰にも教えられません．自分で悩んで，壁にぶつかって覚えるのです．

　ところで，生まれた時からトイレにはシャワーがあり，座って用を足す事が当然のことの中に育つた若い看護師さんには家でのお世話など想像もつかない世界でしょう．健常用のトイレにはそこまで必要？と思えるくらい，付加機能がついていますが，要介護者には何故開発されないのか．シャワートイレを使った方もいずれ要介護になるのです．その落差は何だろうといつも考えてしまいます．唯一向上したものはオムツです．各社競ってちょっとずつ変えた製品を出しています．使用前は可愛らしい型に納まっていて捨てるのがもったいない程です．排せつする場のことを書いておかないと伝える人もいなくなるので昔のお粗末なお家事情を認めます．

　ほんの少し前まで浴衣をほどいたりしてオムツにしていました．「ご近所から見えるところに干さないで」と注意されたものです．

　お父さんの昔のズボン下を使ってオムツカバーにしたり，なんて笑止の沙汰でしょう．トイレは厠（かわや），雪隠（せっちん），手洗い用の手水（ちょうず），はばかり，など今や死語になっていますが，おばあちゃんはそう言っていました．和式便器も少し前までボッチャン式の落とすだけのもので，高級品にはブリキかステンレスの開閉式のフタがありました．それをバキュームカーが来て捨ててくれました．バキュームするようになる以前は，一本の棒を肩にかけて前後に桶をつるして担いでどこかに捨てに行っていたようです．その人のことを「おワイヤ」といっ

ていました．東京の風景です．現在は水洗機能がついていてこれはまだ
使われています．駅や公衆トイレでは定番でした．おしりが便器に触れ
ないし体位も排せつに適していますが，欠点は尿の方向が違うと周りが
ビチャビチャになることです．ズボンの裾を持ったり，気を使います．

　その前はもっと簡単なただ穴が空いていてその収集物は拭き取りの紙
と一緒に畑に肥やしとしてまかれていました．それが，日が経つにつれ
赤く変色するのです．なぜか未だにわかりません．窒素が多いので葉物
は大きく育ったでしょうが，原因はやはりわかりません．学校では回虫
の検査があってニョロニョロ長い虫が蠢いていました．信じられないで
しょうが少し前の話です．

　そのような時代を経て急速に進歩した現在に生きる方に，語り部とし
て伝え残す責務を感じます．昔は家々で工夫，応用しながらせざるを得
なかったのです．物がない中でおばあさん，おじいさんが知恵と工夫で
お世話をする光景を見て育った経験は財産です．何とかこの場を切り抜
けたい必死さと，お世話になった方への感謝を込めた思いやりが詰まっ
ていて，その過程を見て育った年代の方にとって，その経験は人生で無
駄ではないと思います．介護が無機質と云われる今，その時に見て感じ
たことを後世に残したいのです．日本には資源がありません．世界中が
排せつ処理のために樹を伐採してはいけないのです．

　この方達の家にある物を使って行うやり方を復元せよとは云いません
が，家で四苦八苦している方のノウハウは時代を越えて貴重です．心根
だけでも受け継がないと宝が消えて行くもったいなさを感じます．何億
年経ってもヒトは排せつ物を出しながら生きるのは確かでしょうから．
在宅のお世話法の記述がありません．ぜひまとめていただきたくお願い
する次第です．

　現在，医学が進み効率優先が推奨される時代に変わりました．時代は
変わりトイレの形は変わっても人の心は同じです．

　恥かしい，陰部を他者に見られる上，そこに汚物が付着しているのです．
　考えられないほどクレージーでパニックになりますね．でも不思議な
もので相手に恥ずかしがられるとケア側もやり難くなるものですが，毅
然として「恥ずかしくない，ヒト誰でも通る道」と堂々となされると平
気になります．婦人科，泌尿器科，肛門科でも医師は見慣れた光景にう
ろたえないから，こちらも平気なのです．それも排せつの文化向上の一
因にもなるでしょう．

家の中に入ってお仕事するということ
—エキスパートナースがやっていること

　家の中の介護は施設の延長ではありません．独立した分野と考えてその中で行われるお世話です．状況は家毎に異なるうえ，さらに患者さん，その家族とより濃厚な心のキャッチボールが必要になります．感性が求められます．

　家中でのお世話の第一歩は，玄関を開けたらまず「雰囲気を感じること」です．空気をくみ取ることです．医療面はもとより家族の様子を観察する以前に，家そのものから醸し出される何かを感じてください．その何かについては具体的にコレと表現できませんが，家には家族や本人が長年かけて築いてきた歴史がつまっています

　こだわりや培ってきた思い，趣味などがその方を現しています．関心を持った時点から介護は始まります．言葉に表す必要はありません．ただ感じてください．気にかけて興味を持つことは愛情表現の第一歩です．結局，対人援助はヒューマンウオッチから始まると思います．

　その方の生き方を含めた環境が解らなければ，一流のお世話はできません．

　言葉にならない気持ちを察し行動に移すことが介護です．また，言葉の裏側に隠された相手の思いをどの程度察せられるかが勝負のしどころになります．言葉はえてして本音を隠して発せられます．寝間着でも髭が伸びていてもキッと目が光る瞬間は「お主何者？」と感じるくらいヒトそのものが現れます．バナナの皮をそぎ取って中の芯のようなむきだしのヒトそのものがベッドで横たわっているのです．

　相手が自分に何を言って欲しいかを，とっさに把握する訓練は，対人関係の基本であり，介護以外にも役立つことです．目で見えない物を探る大変な作業ですが，仕事を通じて人間そのものに関われる面白さもあります．

　相手は大事なわが家に他者が入り，最も見せたくない姿を晒し，いわば全面降伏で向き合っています．隠すものはありません．武士が刀を捨てたようなものです．介護する側は優位に立っています．強い立場であるだけに細心の心得が必要になります．エキスパートナースはこれらのことを身に付けてお世話しています．

家族とヘルパーの違い

　在宅でのお世話は個別にお世話出来るメリットがあると申しましたが，特に排せつ介助は日に数回にも及び，その負担は言葉になりません．仕事と云えども，お世話を担うヘルパーさんにも頭が下がります．きつい我慢を強いられる現場です．他者の出した汚い物を仕事とはいえ，始末する体力と気力は尊敬します．恥ずかしかろうが嫌だろうが，目の前の始末をしなければならない使命感があります．

　家族介護とサービス業のヘルパーさんの違いは，家族にはこれで終わりも休日もない．介護者，被介護者共に過去から引きずっている負の感情を持つ場合もありましょう．義務と思っても割り切れない心の葛藤もあるでしょう．

　ヘルパーさんには感情移入は必要なく単純に介護の対象者としてだけ対峙できます．更に時間に区切りがあり職務を全うすれば忘れていられますが，さらに進んで家で何かを感じる項目の中に患者さんの生きてきた背景を想像できれば技に加えてプロのお世話ができます．家族は疲弊しきっていて，＋αが出せないのです．あなたの発する的をえた一言で，どのくらいその場が和らぐかさすがプロの力量がだせる貴重な場面です．テクニックの問題は慣れればできます．＋αは感じ，整理して発せられるあなたの個性が発揮できる場です．できることをほめてください．マイナスの指摘はうんざりです．

　単に家族に代わってのお世話ではプロとは云えませんし，人としての成長や向上意欲も失せます．自己研鑽の場にしていただきたいと願います．

家の中のケアに正論は通じない

その方流の人生観，生き方，死生感を認める

在宅で生涯を全うしようとする方は，自分なりの確たる論理を持っています．その論理は曲げたくない生きざまです．例えば，

- 施設に入所して生きながらえる 10 年より家での 5 年を選ぶ．
- リハビリなんて辛いから嫌だ．マイペースで生きたいから今まで頑張って来たんだ．
- 老いたら痛い，苦しいところがなければいい．治療だの健康薬など追いかけるのは見苦しい．後悔しないように生きてきたから．
- あれを食べちゃダメ，これを食べろ，なんていちいちうるさい．好きな物だけ食べる．
- 寝ようが，起きようが自分で決める．指図しないでくれ．

頑固おやじがよく云っていますね．正論で云って変わるものではないくらい頑固に生きざまを死守します．精一杯生きて悔いはないのでしょう．こんな時にも相手のいう事を切り捨てず認めましょう．認められなくても拒否はやめましょう．問題があると思われる場合は医師，看護師に繋げます．

結局，

- **相手の感情を受容することが大変なことです．**
  感情を容認するには相手の話の傾聴．それを自らの中でろ過して返答する．
  この作業の中で客観的に相手をみる知性が育まれ自らの成長にも繋がる．

介護をする立場の方全般に言えることですが，辛い場面を前向きにとらえることから仕事を通じて人間形成ができることを信じましょう．職業から性格が作られるといいます．銀行員，教師，医師，などすぐわかる癖のようなものが身につくのでしょうか．完全にヘルパー，ケアマネージャーなどの対人援助に徹すれば生活の場においても素敵な人間関係が保てることでしょう．看護師さんもやさしい，清潔な印象で接し方も穏やかですね．

ADL を落とさない排せつについて

　昨今の社会状況を鑑みるに在宅での療養は避けられません.

　施設では大勢を，同時に介護が必要とされるので，ADL 別に大まかなマニュアを作り手順が決められています．在宅ではどうでしょうか．本来在宅では個人教授に同じように，個別に対応が可能です.

その理由：

1.　個々の家庭の環境が異なること.

　　主たる介護者の精神的，体力的因子，家族関係，居住空間の環境，など.

2.　患者の持つ種々のファクターが個人個人でちがうこと.

　　です.

　疾病，それによって生じる諸症状，残された機能の程度，精神的要因，生死感など個人で異なります.

　特に排せつに限って考えると，嚥下同様全く個人が行う行為だけに，他者が援助できません.（代わって飲み込む，排せつすること）自力で排せつするには本人に残された機能があれば環境（用具，床まわり，最低限必要な支援）さえ整えば人為的に ADL を落とさずに済むのです．排せつ方法を変えることでも解決の一助になります．老いは免れないが人智を尽くせば爽やかな日々を送る一助にはなるのです.

　今まで排せつについて書かれてきたものは施設用であって，在宅用に研究されたものは概論，総論がほとんどで，具体的に表示し核になる実践編はありませんでした．在宅に特化した用具がなかったことが要因と考えます.

　ここではもっと踏み込んだ役に立つ用具や根拠について述べます.

高齢者疾病の特徴

1　多くの高齢者に見られるように主疾患を中心に疾病は多岐に渡っています．（付録 1 の図参照）健康で社会参加ができないが，かといって不自由ながらも生活上には支障をきたさない慢性期を過ごします．

2　主疾患も改善と増悪，変化を繰り返しながら，多臓器疾患を巻き込んで各々の疾患が主疾患に変化する場合もあります．

3　疾病の多くは完治に至らず不可逆的であり右肩下がりで ADL も低下していきます．若年代の疾患は急性期を過ぎれば完治に至ることがほとんどなので，一時的に病状安定時期のケア方法はいずれ解決するので問題はないのです．しかし老年期の多臓器にかかわる疾病は容態が安定せず，したがって排せつ方法も一つではありません．

4　避けられない死があります．これらの特徴をもつ高齢者にとっていかに ADL を落とさず，死までの期間を充実したものにするかが課題です．

　日々の生活のなかでの食，排せつが自立し他者の助けを必要としないで生活できるようにすることが望まれるのです．

　この自立を阻害する要因が発生した場合には，すばやく医学的，看護的支援がなされ，失った能力が再び取り戻せることが極めて大切なことです．この期間に生じる尿便失禁は，老いの経過の中で本人家族のみならず社会全体に与える影響は甚大です．

人工的な認知症誘導は防ごう

　終日トイレに座っていてごらんなさい．いつ出してもいいスタイルで．何も考えなくなります．無我の境地でしょう．神経を使ったら出ないのです．排せつに必要な副交感神経が緩まないと出ないのです．

　ぼやっとしていないとダメです．どこのトイレでもよく見かける光景

ですがトイレから出てきた方は一様に同じ顔しています．心ここにあらず，緊張の解けた顔をしています．毎日繰り返して食事以外に社会，家族，友人の接触がないまま過ごしていれば，脳からの指令もキャッチできなく，というよりする必要はないのです．認知症培養器にしないように排せつにもケジメをつけて行いましょう．

　第1章に詳しく書きました．

排せつのこともっと明るく語ろう.
自分のためにも・・・

　排せつ特に老いのことはタブーなのか話題にされない．テレビではトイレの広告はもちろん，オムツの広告，尿失禁とか，肛門が痒い，おりものシート，生理パットなど大っぴらに語られています．特におりものなんて，言葉に出すだけでも恥ずかしいし，肛門が痒いなどドッキリします．

　尿便失禁に触れることはタブーなのでしょうか．高齢者が一番聞きたいことなのに．場所かまわず話すわけではなく，医療としての広報であり，そのものを話題にすることは，下品で気持ち悪いのも承知していますが，もう知らん顔はできないでしょう．専門職の方が当然の事です，と率先して語って，皆さん誰しも辿る道のことをアピールしたらいい方向に向かうのではないでしょうか．介護って用具や人手，コストばかり取りざたされますが暗い，恥ずかしい事と，隠しおおせる時代ではなくなりました．お世話を受けることは恥ずかしいなんて思わせないように，日の当たる場所に引き上げたいものです．

　意識改革も含めて皆でオープンに話せる社会の中でこそ文化が育つと思います．ヒトは死ぬことは頭ではわかっていても，家で全うする時代ではなくなった今こそ，人間の老化の過程を知っていれば自ずと現在地の確認をして，今後の人生と生命にどう向き合うかを考える一助になると思います．

排せつには腹臥位療法がいい. 体をリセットする

　腹臥位で寝れば背骨側に溜まっている尿便, 痰などは出やすくなります. 解剖学的にも自然の論理です. 何故ならば上向き寝では脳から出た神経が入っている背骨を尿便や臓器が上から押して圧しているのです. 肺の中に溜まった痰も乗せて背骨は耐えています. お腹の上にお供え餅を常時乗せている体位です. 上向きで寝ている時間が長い方に特に有効です. タイ焼きみたいに時々ひっくり返して尿便が背骨や筋の下になるような姿で寝ることは圧迫による諸症状の改善に効き目があります. サプリメントの広告ではありません.

　お金も薬もいらず体を自然体に戻してあげればいいだけです.

　せっかく四足歩行で内臓に負担がかからないように作り賜うたにも拘わらず, 便利だからと前足を手に代えて二本足歩行にした結果です. 腹臥位を一日の内午前30分, 午後30分を毎日行います. 上向きに長い時間寝ていると尿便, 痰, 唾液等は深部に下りて行き出所がなくなります. これは細菌の培養地にもなります.

　腹臥位は排尿排便だけではなく全身あらゆるところに効果を現します.
一か所改善されると相乗効果で他臓器にもいい流れが及びます. 最初に効果がでるのは便秘です. 排せつが改善されると全身に良い波が現れてきます. 排せつではありませんが, 私が実際に腹臥位の効果を実感したのは, 東京東大和市のある病院で脳出血の手術後の患者さんに翌日にはひっくり返してうつぶせ寝をさせていて驚きました. まだ包帯から血液が染み出ている状態で意識レベルも低く声かけにも反応しませんでした. 痰がかなり出ていてガーゼでまめにナースが拭いていました. 年齢も若く体力もあったのか, 術後の管理が良かったのか, 次回見舞った時は支えられながらも「わーもう座っている」と驚きました. 手術の何日後か年齢も覚えていませんが, こんなに早くとだけ覚えています. 顔つきもしっかり引き締まっていて術後の経過の良好であることを実感しました. この病院では積極的な腹臥位療法により, 肺炎の罹患率が激減した報告があります. やっぱり思い切ってやる勇気だなとスタッフに敬意を持ちました.

　以下, 故並河正晃先生の「老年者ケアを科学する」の中の一節からですが, 腹臥位で寝るだけで全身の血流が良くなり以下の効果が認められたということです. 在宅療養で寝ている時間が長い方には最適な方法でありぜひ取り入れたいものです.

ここに注目

寝たきりの方が持つ病態

1　関節の動きが制限された状態──拘縮
2　誤嚥（むせる，飲食物が気管へ入る）
3　誤嚥性肺炎（嚥下機能の低下，吐物などの誤嚥で生ずる）
4　残尿と，慢性尿路感染症，便秘と糞つまり
5　尿便失禁
6　認知障害（注意力，反応性の低下，意思疎通障害，無言症）
7　褥瘡（床ずれ）
8　全身的な改善

　（並河正晃先生著「老年者ケアを科学する」医学書院，2002 より引用）
　この中で腹臥位の効果が一番早く改善されるのが 4 の便秘です．便秘が改善されるともつれた糸がほどけるように全身的な改善が現れます．
　繰り返しますが臥位の状態では排尿筋，下部消化器官の壁筋は弛緩し尿道，肛門括約筋は収縮します．（**イラスト⑤**参照）これは幼児期からの尿便，禁制訓練にもより習慣つけられていることも一因です．そのため臥位で排尿しようとしても，排尿筋の収縮は不十分であり括約筋の弛緩も不十分です．その結果排尿しようとしてもなかなか出ない，残尿感と残尿が生じます．
　排便も同様に，便秘が起きます．これにより ADL が下がりケアと要治療の対象になります．臥位で寝たきり症候群のうち拘縮を除く諸症状は糞つまりが主因にもなりえます．
　さらに，解剖学的に人体を見た場合，臥位の中でも仰臥位の排尿，排便は無理です．この姿勢での排せつは幼児期からの尿便禁制訓練にあいまって（本書 28 ページの表 1）の通り解剖的に尿便排出障害が起きるからです．
　仰臥位での排尿は残尿しこの状態が続くと膀胱中で細菌繁殖培養がおきます．
　背側に向かっていく深部痰同様に増殖された細菌は閉じ込められたままです．この状態で通常では，多種の抗菌剤の投与がなされますが，菌交代現象が起きます．このように仰臥位では排尿排便がしにくいので，

重力を使って省エネで排出させることを実行しましょう. 長年仰臥位を続けていた方が尿の混濁というより塊が出て驚くこともしばしばです.

　排せつに最も適した姿勢は私達のトイレ姿勢です. かといって生涯この状態が続くのは不可能です.

　一日午前30分午後30分の腹臥位の実行をお勧めします. 在宅でのお世話に最適です. 頭を自分で動かせない方には危険ですので顔を横に向けて, 顔色, 表情を観察し, もしあれば（パルスオキシメーター）酸素計を付けるよう指導してください.

さらに一言

腹臥位を指導するとき

　指導する方は適応や注意事項を学んだうえで指導しましょう. 半腹臥位から指導し, 問題がなければ次に腹臥位を指導していただき, 自分で腹臥位になれないで痰量が多い方は, 腹臥位で排痰され, 痰詰まりを起こすリスクもあります. 常に吸引ができる状態にしておきましょう. 骨折や圧迫による神経損傷なども注意する必要があります. （腹臥位の体位の図と腹臥位を実施する際の注意点や適応患者の表があるとよいと思います. 並河先生の本から引用＝**イラスト⑥**, **表2**）

イラスト⑥

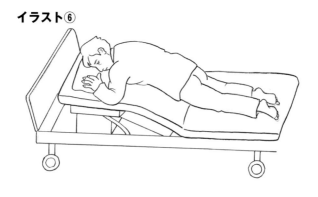

表2　腹臥位療法の開始前にあらかじめ行われるべきこと
① 本人，家族および腹臥位療法を行うケア・医療スタッフへ十分な説明を行い，了解と同意を得ること
② 施行する老年者に急性椎体圧迫骨折や急性心筋梗塞など療法を見合わせるべき急性共存疾患がないことの確認
③ 咳反射があることの確認
④ 膀胱内バルンカテーテルを抜去し，腹部エコー装置が使える場では膀胱内残渣の有無の確認
⑤ 著しい四肢の屈曲拘縮がないことの確認

ここに注目

排せつを司る仙骨神経症候群 (イラスト⑦)

　今，仙腸関節という言葉が注目されています. 蝶の羽根を広げたような腸骨と合わさった仙骨の隙間に仙腸関節があります.

　この2つの骨の間の数ミリの隙間が軋まずにオイルをつけたように滑らかに保たれればそこを通過する多くの神経が生き生きと血液を運びやすくなります. この狭い関節という関門を上半身，下半身をつぐ血管が通りやすい状態にしておけば下半身へ行く神経はゆったりして血流が良くなります. 排せつに関しては陰部神経が関係します.

　この仙骨周辺をマッサージや温めることで流れが良くなります. 温める専用のグッズも販売されています. カイロ，保温パンツなどを宛がってもいいでしょう. この部分も仰臥位で寝て圧迫が続くと血行障害が起きますので腹臥位体位をとる時に行うと相乗効果の期待がもてます.

イラスト⑦

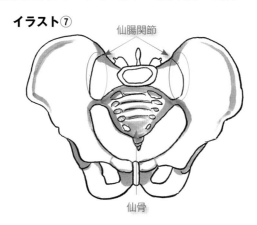

仙腸関節

仙骨

褥瘡の予防と治療

（日本褥瘡学会ホームページで褥瘡の好発部位，前兆を参照）

　褥瘡は圧力と湿気，温度，消耗した体力，栄養失調，るいそうによる骨突出，拘縮，体位変換時の摩擦，寝衣のしわなどで惹起します．

　るいそうが著明な方，皮膚が弱い方などは１時間毎など個々に合わせた時間で体位変換を行う必要があります．体位を変えることで一か所にかかる圧を分散します．またエアーマットといってマットレスの小さな穴から空気が出てくるものや自動的にマットレスが動いて体位を変えるものまであります．最も頻発する部位は，やはり背骨の一番下の仙骨部です．骨が出っ張っていることと皮膚，脂肪組織が菲薄な上，仰臥位で一点に圧がかかる箇所でもあるからです．オムツ排せつがされている場合，この部分は適度な温度，湿り気，排せつ物からの有機物質，光が入らないなど炎症を起こし，更に細菌繁殖に最適な条件が整っています．

　いろいろの予防手段も治療法もある中で最も簡単で理に叶う方法は自然体に戻す事です．すなわち陰臀部に何もつけずに乾燥させることです．

　洗浄を十分に行った後，乾かすのです．これが最も効果を現します．マットレスの凹みに仙骨部を落とし込んでもいいのですが，折角なら腹臥位でなさったらより効果的です．原因さえ取り除けばそれが治療です．褥瘡の範囲，深さによっては専門職にまかせます．

在宅で看るときの経済

　これは実際に看護している方に書いて頂いたものです．（文章そのまま）
2006（平成18）年頃―介護保険導入後

　部屋にこもるアンモニア臭，（特に便のとき，雨や湿気が多い日は食べ物や家族にまで臭いが移る気がする．）→ごみ量の増加（交換ごとに新聞紙に包み，更にビニール袋に入れるので凄い量になる）→オムツの収納場所（かさばるが薬局に依頼しても一個では持ってこない）→本人の苛立ちと家族のがまん．オムツをしていても本人が動くため，ズレ漏れ，ムレ，

爛れ, 痒みまででてくる.　→シーツ交換→体重が重いので家族が腰痛になる.　→寝たまま排せつしたときは踏ん張れないので残尿, 残便があって一度に出切らない.　→何度も何度もオムツが気になるので安心していられない.　→これが重なると浣腸する.

　経済面は,

1.　マットを汚さないための専用シーツ（常に交換する）
　　　　　　　　　　　① 3,000 円× 3 枚

2.　オムツ（テープ式）一日平均 5 枚使用
　　　　　　　　① 1 box × 3,000 円〈30 枚入り〉

3.　オムツ（パンツ式外出用）
　　　　　　　　① 1 box × 3,500 円〈30 枚入り〉

4.　パット（オムツと併用する）一日平均 8 枚
　　　　　　　　① 1 box × 1,000 円〈80 枚入り〉

5.　濡れティッシュ　　　　　　500 円

6.　ティッシュペーパー　　　　300 円

7.　グローブ（ヘルパーは毎回使用する）1 box × 1,000 円

8.　タオル

9.　ビニール袋　大, 小

10. 洗濯代（毛布, フトン）　　5,000 円〜 10,000 円

11. 薬品,（爛れ用）ドライヤー, パウダー, 浣腸, 陰部洗浄シャワー, 専用ゴミ箱, 消臭剤, 洗浄用お湯, スポンジ, 大量ぼろ衣類, 新聞紙,

12. 人件費

13. 介護保険ヘルパーに後払い,（後述）

14. その他
　大量の特殊ゴミ故近所への遠慮とカラスにつつかれると困るので収集時間に気を使う.

　ヘルパーに排せつケアを頼むと, 2019 年現在下記のように費用がかかります.

身体介助（オムツ交換）1 回　30 分

（昼間）251 円× 11. 5 ＝ 2,921 円

（深夜）(2,921 円÷ 2) ＋ 2,921 円＝ 4,381 円

月計算では
☆ 昼間 1 回, 深夜 1 回

2,921 円× 30 ＝ 87,630 円
4,381 円× 30 ＝ 131,430 円
合計 219,060 円
利用者負担 21,906 円
国 , 市町村 197,154 円

☆ 昼 2 回, 深夜 1 回

2921 × 60 回　＝ 175, 260 円
4381 円× 30 回＝ 131, 430 円
合計 306, 690 円
利用者負担　　 306, 690 円
国, 市長村負担 276, 071 円

　以上はいつごろのものか明記されていませんが, 通いの家政婦さんが, 深夜は来られないのでヘルパーさんに依頼していたようです.
　計算もヘルパーさんに書いて頂いたとのことでした.

さらに一言

利用者の声1　「排せつが一人でできる」は,
人間として最後の砦

　某月某日. 私は高齢者にとって夢のベッドともいえる「ドクター・アリス」を使用して4か月目というY子さん (83歳) 宅を訪ねた. 彼女は, 生来のリウマチ症が悪化して6年前, とうとう寝たきりになってしまった. しかし, 4男のTさんに手厚く在宅で介護されているせいか, 今はいたって心も明るく, 元気いっぱいに毎日を過ごしている. 生まれも育ちも東京・青山という都会派だ.

　6年前のある日, 彼女は自転車で転んでから全く歩けなくしまった. それでも, 初期の頃はまだ「松場杖をつき, 這ってでもトイレまでは自分で行かせていました」と息子さんは言う. 「1回トイレに行って排せつするまでに40分くらいかかったんですよ」Y子さんは感慨深く振り返る. さらりと言ってのけるが, それはY子さんにとっても家族にとっても地獄のような日々だった. リウマチで全身がひりひり痛むY子さんは, トイレまでの何歩かが進めなくて, 情けなくて悔しくて泣く. それでも息子さんは心を鬼にして, 一人で行かせる. もしあの時, 見かねて手を出して排せつを手伝ったり, めんどうくさいとオムツを当てていたりしたら, 今のY子さんの気丈さはなかったろう.

　「わあ, お元気ですね」と, 私が開口一番Y子さんに声をかけると, 「あまり元気すぎても困るんだよ, これ以上長生きされてもねー」と息子さんはY子さん聞いている前でもジョークを飛ばすのだ. 「本当だよ, たいへんだ」Y子さんもこのジョークをすぐ受けてやり返す. 仲が良くなければ, そして互いが信頼感で結ばれていなければ, こうしたきわどい会話の応酬を楽しむ余裕はないだろう. この親子はとても太い絆で結ばれているのだと, 私は会話を聞きながら心温まるものを感じていた.

　息子さんはY子さんがトイレに行くのに泣きながら這っていた時代, 決して手をこまねいて見ていたわけではない. 「ドクター・アリス」にたどり着くまでには, 有名メーカーの介護ベッドを実に4台も買い替えているのだ. 「でも, どれもだめだった. 私は町工場の技術屋ですからね, 実用的でないものは見ただけでもわかるんです」息子さんは, そう言い

ながらも，「もしかしたら…」に期待して大枚をはたいてでも，寝たきりにいいと言われるベッドを取り寄せた．そしてそのたびに，落胆させられたと言う．寝たり起きたりの機能は良くても，課題のあるトイレは，ベッドの下に受け皿がついているだけで，1回の使用であふれてしまったり，臭いが充満して，使用している本人も，周囲もいたたまれなくなった．結局トイレ機能は使われないまま，松葉杖をついてトイレに行くＹ子さんの日々は続いた．

　転機は，1995年に訪れた．トイレに行こうとして起き上がったＹ子さんが，よろけた拍子に家の中で転び，したたか身体を打ってしまったのだ．夕方，様子を見にきた息子さんが異変に気付くまで，Ｙ子さんは転んだままの格好で微動だにできないでいた．即，入院．入院中，息子さんの耳には，オムツは嫌だというＹ子さんの最後の願いにも近い悲痛な声が響いていた．「できるなら，自宅で面倒をみてやりたかった」しかし…もはや，松葉杖にすがることもできなくなっている百合子さんのトイレに，四六時中付きっきりでいることができるだろうか．いや，そんなことはできない．そんなことになったら，そのときが息子さんも含めて，家族中の崩壊だった．そんなぎりぎりの選択を迫られているとき，息子さんの脳裏にふと，ある新聞記事がよぎった．それは半年も前，ある新聞が報道していた画期的なトイレ付きベッドの話題だった．日頃から，この問題には無関心ではいられない正さんは，なんということはなしにその記事を切り抜いておいたのだ．それが金井純子氏が企画開発した「ドクター・アリス」との出会いの始めだった．わらにもすがる思いで搬入してもらったベッドは，以後Ｙ子さんの身体の一部にまでなっている．

　Ｙ子さんの日常の排せつは，ベッドに寝たままで行われる．彼女は下着を身に着けず，いつも足を開いてカップを股間に挟んでいる．全身に毛布が掛けられているので，その姿が他者の目に触れることはない．尿意や便意を感じると，その姿勢のまま排せつする．するとカップが確実に汚物を受け止めてくれる．あとはボタンを押すと，水洗トイレのように水が流れ，ベッドの下のタンクに汚物が吸引されていく仕組みだ．Ｙ子さんはかろうじて手が動くので，ペーパーで陰部を拭く．その落とし紙もタンクは吸引する．もし百合子さんさえ希望すれば，ボタン一つでお尻を洗う水もカップから飛び出してくるのだ．息子さんは毎朝タンクに溜まった水と汚物をトイレにあけて，きれいに掃除する．それから昼食を用意して仕事に出かけるのだ．

　その後Y子さんは電話でおしゃべりしたり，テレビを見たり一人で過ごしている．元気な友人が時々お茶を入れに来てくれるのがうれしい．夕方息子さんが，家族が作った夕食をたずさえて戻ってくるまで，一人きりでも不安や不快感をもつことがない．**すべては「排せつが一人でできる」という最後の砦がしっかり守られているからだろう．**息子さんは，Y子さんと他愛もないおしゃべりをしながら，そのまま泊まっていくのが習わしだ．「年寄りには環境を変えないことが何よりなんですよ」息子さんは，Y子さんにあえて一人暮らしを続けさせる意味をしみじみと言うのだ．

　そういえばY子さんの寝ている部屋は，寝たきりの高齢者に特有なにおいも，排せつ物の異臭も全くこもっていない．言われなければ，今にもむっくり起きだしてきそうなほど百合子さんは元気で，息子さんと丁々発止の会話のやりとりを交わしそうなのである．「このベッドがなければ，病院に入れっぱなしにするほかなかった」と息子さんが言えば，「寝たきりでいるだけでも辛いのに，病院ではヘルパーさんにいちいち気を使いながら過ごさなければならないという精神の苦痛も負わなければならず，本当に嫌だった」とY子さんも応じる．「私は幸せなんです」Y子さんの目が潤む．なんといってもトイレの問題を速やかに解決することが，誰にとっても待たれていることなのだ．**排せつこそ人間を人間らしくあらしめ，その尊厳を守ることのできる最後の砦だ．**

　コスト的に現在は，本当に一部の人しか使うことができない「ドクター・アリス」だが，量産体制が整いさえすれば，誰でも使えるようになる日も夢ではないのだ．Y子さんの家を後にした私自身も，Y子さんや息子さんのように，障害を抱えていても，家族ともども心穏やかな老いを迎えたいと願わずにはいられなかった．誰かが犠牲になるような介護は本当の介護ではない．自力でできることはできるだけ自力でしなければ，人間の機能はどんどん麻痺してしまうだけだ．介護者，高齢者どちらにとっても，どうしても手が足りないところだけをきちんと補い，そして少しも双方に無理のないシステム構築しなければ―その第一歩が，トイレ付きベッドだったのだ．

　今日も金井純代氏は飛び回っている．「ドクター・アリス」の普及，促進のために．高齢者たち一人ひとりのトイレの症状を聞き取って改良の一助とするために．「Y子さん予備軍」は気が遠くなるほど大勢，この日本にはひしめいているのだ．そのことを，私たちは決して忘れてはなら

ない.（日刊工業新聞社　記者）

＊追記：少々でも腰移動ができなくなったとき，残念ながら便器まで体が密着できず，漏れが生じました. 結果的にまたオムツになりました. これが著者金井にとって大変なショックで，この時期から，いつでもどこでもおしりきれい，に取り組むきっかけになりました.

利用者の声２　１年と２日利用後のＡ子さん

　訪問. 区民センターにＡ子さんの絵が展示されているというニュースを耳にし，馳せ参じた. そこには見違えるように若々しくなられたＡ子さんの笑顔と創作中の写真が 20 枚ほどのお花の絵とともに飾られていた. ご一緒した友人が「ハーッ」と絶句. ほぼ１年前のいかにも病人らしく打ちひしがれた様子のＡ子さんをご存知だったからだ. そして，「オムツはやっぱり害毒だ…」と，小さくつぶやかれた.

　Ａ子さんの絵は，水彩絵の具で彩りもあざやかに美しく描かれていた. その中には一点の暗さも感じられなかった. １年前，私が初めてお目にかかったときには，不自由な手を用いて，ヘルパーさんからプレゼントされたという「ぬりえ」を塗って「こんなもんしか描けないのよう」とはにかんでいらっしゃった. ところが，車椅子にて散歩をした折に見つけられたという「からすうり」に魅せられて写生をするようになった. 以来，本格的に描きはじめられたという. 担当のケアマネージャーさんのお計らいで今回の出品となったとのこと. 顔写真の側には，脳卒中とリウマチの後遺症による不自由な指で描かれたことが付記されていた. ７～８月のたった２か月間でこれほど多くの作品を仕上げられるとは…信じがたいことであった.

　帰途，Ａ子さんのお宅にお邪魔した. 顔写真と全く変わらない美しい笑顔で再会を素直に喜んでくださった. ご主人も嬉しそうに微笑まれる. アリスベッドも順調に使用されてよかった，と安堵する. ふと，Ａ子さんがつぶやかれた.

　「お陰様でね，嬉しいのよ. オムツをしていたときはね，夏が大変だったの. 蒸れちゃって，蒸れちゃってね，どうしようもなく痒かったの. 薬を塗ってもさ，治らないでしょ. でも，今年は楽だったのよ. ちっとも痒くないし…. **オムツをしてたら，きっとなんにもしなかったと思うの.**

もうダメだ，一貫の終わりだと思ってね，やる気もなにも起きなかったわよ．きっとそうだったわよ」と．私たちまで思わず「そう，そう」とうなずいている．そして，彼女のことばは続いた．

「オムツをしていたら，入れ歯も入れなかっただろうし，めがねも買わなかっただろうし，散歩にも行きたいなんて気にもならなかっただろうし，絵も描いてなんかいなかったわよ．そしたら，今日という日もなかったわけだし…．2か月間，毎日一生懸命に描いてくたびれちゃったけど，みんなに観てもらってよかったわ．**今はね，あれもしたい，これもしたい，とやりたいことがいっぱいあって困っちゃうくらいなの**」と，とっても意欲的に「生きていること」を楽しまれていらっしゃる．ご主人もそんなＡ子さんを見て幸せだとおっしゃる．

こんなに喜ばれる患者さんとご家族がいらっしゃるんですもの，アリベッドはこれからどんどん世の中に受け入れられていくに違いない．そんな楽しみに，地道な普及活動を続けていかなければ，と改めて思った．
（看護師　奈良岡紘子記）
＊以上利用者の声は，旧タイプの「純代式ケア法」Ⅲ号です．この方も移動が辛くなったときに使用を中止してしまいました．

利用者の声3　「純代式ケア法」の開発
ありがとうございました．

在宅使用とありますが何処でも使っていいと思います．教科書や実践でこのようなものは聞いたことも見たこともありませんでした．介護度が軽い方から末期までどのようにも使えます．殊に介護中のかたもこれがあれば安心していられます．末期の方は入浴できないので腰部分の洗浄はどんなに喜ばれるでしょう．洗った後の清涼感は何物にも代えられません．

言葉では看護，介護と分けられていますが線引きはできません．陰臀部の洗浄は世界中誰でも望むことです．おしり全体を包める安心感が何よりです．一度排せつされたものは体から離れ物になります．問題はどこで，どう出せば皮膚，周囲に付着しないか，本人と家族に気を遣わせないように，など複雑です．洗ってさっぱり感を与えたいのはやまやまでしたが，

携わる者も流れることが怖くて思い切りできませんでした. これも凹み部分があるので安心です. これを広めて喜んでいるご本人を想像します. 開発ありがとうございました.（特養看護師）

利用者の声4 「純代式ケア法」使用状況アンケートより（現在は形状など改良しています）

「純代式ケア法」使用状況アンケートより（K医院）

使用日時：○○年3月19日　11：00　使用前の状況：点滴終了とともに尿意訴える		
身体の位置	尻の位置	便が出るかもしれないので前方に座る
	ギャッジ部分と背中の当たる具合	前にずれてしまうので枕を背中に2個当てた
	姿勢，脚の態勢	両足で立てるがカクカクと動く. 押さえた. 右側に傾く
量	排尿量	多い
	排便量	なし
	硬便，普通便，軟便	
	その他	
汚染状況	便器内に収まっているか	うまくおさまる
	ブルーシート内の汚染状況	洗浄時飛び散りがあった
	排水ホース内の詰まり具合	詰まりなし
	その他，悪臭や床の汚染状況	悪臭少し，床汚染なし
使用者の感想や使い心地		両足が疲れる
その他気付いたこと		少し長く座っているとお尻が落ちそうになる
	備考	年齢：71歳，女性 病名：膵臓がん末期 使用年月日：○○年3月3日 きっかけ：使用者の娘が，延命よりもQOL重視の新聞記事を見て院長と話し合い導入

終章

在宅療養に「できます，自宅で．純代式ケア」
の導入を．

まとめ

在宅療養は「純代式ケア法」の導入で気楽になる．

あとがき

排せつ用具製造の背景－思いが形になるまで

まとめ

在宅療養は「純代式ケア法」の導入で気楽になる.

「純代式ケア法」とは

　「排せつする時,お尻の下に空間があって,すっぽりおしりが包めること.トイレまで行けなくても,おしりの下に凹みがあれば自力で排せつ,寝たままになっても汚物の付着が減り,たっぷりお湯で洗える介護方法のこと.」

私は介護保険のサービスと自らが考案した純代式ケアで夫の介護をしています.過去30年にわたる排せつケアの研究,開発,販売,介護経験,脳外科医院経営を通じ純代式ケア法を編み出しました.

製作経過

- ・ 50年間の歯科診療と人間洞察を通じ「排せつに持つ共通の不安」に対して解決法の研究を重ねてきた.
- ・ 30年程前に世界に先駆けてロボット機能を持つ(洗浄,バキューム)トイレ付ベッドの開発,販売,その追跡を継続する.
- ・ その使用状況に改良を重ね各種のトイレを製作するも介護者,被介護者共に簡単,清潔,快適すべて満足できなかった.この度発表する「純代式ケア法」は従来の慣習,常識,科学,工学,すべてからはずれ,在宅専用の実用性と優しさを重視した方法である.

　(ちなみにビデ洗浄,バキューム,座位で排せつ機能を持つ同種のものも現在製品化している.)

　排せつは単に出す行為(本人)と周辺の諸因子がかかわって行われる.介護経験のない素人が,家という個室で老人特有の刻々変わるADLに応じて,秘め事である始末に困惑,戸惑うことで諸問題を惹起している.

諸因子とは

① 排せつ時に自力か,常時援助を(人か物か)要するか.
② 出す場所は?(トイレ,Pトイレ,オムツなど)
③ 尿便意はあるかないか.バルーン使用か.訴えられるか.

④　援助人がいるか，常時一人か，昼だけ独居か．

⑤　出した後の始末（自力か他者に依頼か）

⑥　環境（援助人が常時いる，いても疲労時，外出などある
　　代わってくれる人がいるか．

⑦　部屋の状況，（広さ，トイレまでの距離，段差…）

⑧　経済状況

⑨　身体状況（認知，トイレ移動可，手が使える，自力腰上げ，ベッド上移動…）

⑩　援助人の力量（相手を客観的にしかも人間的な情をもって観察，行動でき
　　るか，体力的問題，感情の抑制，可及的に家で看る覚悟の有，無…）

⑪　被介護人の生きようとする気概，可能な限り自力で始末したい願望

⑫　サービス業者との関係（家族の思い，訴えを聞いてくれるか，押しつけが
　　ないか，慣習にとらわれず家族ファーストに協力してくれるか…）
　　などの多く因子のもとで為される．

施設と在宅が同じ手法はおかしい

　施設と在宅は全ての条件，環境が異なるにもかかわらず両者の介護は同じ手法で行われている．在宅ケアのマニュアル，実態調査もない．施設介護の延長でなされている弊害も出ている．

　家独自の排せつ法，始末の仕方の選択肢が増やすことで，きめ細かな個別対応が可能になりより快適に過ごせる．

　多くは健康でもなく寝たきりでもない慢性期の長い期間，多臓器疾患を持ちつつ，症状も不安定で改善，悪化を繰り返えしながら終末期を迎える．この時期に対応できる方法が普及すればトイレにまつわる諸問題の解決の一助になる．

現在行われている排せつのお世話とベッド上排せつについて

　主流は家，施設にかかわらずトイレ，ポータブルトイレ，オムツである．ポータブルトイレに移動できなくなると即オムツ排せつになる．純代式ケアはその中間の介護度3前後の方達のトイレ排せつにかかわっている．また，たとえ介護度4，5でも最期までトイレがいい．しかし寝る状況が付いていることが不可欠のため床上の排せつしかない．

ADL と排せつの仕方
A 群の方達：自力でできる方

- 尿便意，意識もしっかりあり判断力もある，手も使える．
- 少し歩けるがトイレ（ポータブルトイレ）まで間に合わないことが多い．
- サービス業者，介助人はいたり，いなかったり（いても疲労，外出（勤務で昼間はいないを含む）
- 夜間はオムツ

この群の方は介助者がおしり周辺を整えれば自力で尿とりパットを宛がって自力でできる．

夜間の転倒で骨折の一位はトイレ移動にまつわることである．

B 群の方達：時に自力，時に失禁

尿便意（どちらか）はなく失禁状態，頭脳の判断力あり

排せつ後の感覚はある．手は使える．常時オムツ．

- ヘルパーも入っているが介助人も高齢，ほぼ独居状態

ヘルパーがオムツ交換を終えて≪規則で最低2時間間隔）帰ったすぐに汚す（感覚はあるので不快）場合，家族の疲労時や外出時で交換ができない時などおしり下が空間なので，手でパットを引き出し新パットを自分であてる．

C 群の方達

- 完全に失禁状態　常時オムツ
- オムツ交換は家族とヘルパー（あるいはどちらか）
- 家族は高齢者．

常時オムツをしている方は蒸れ，痒み，粘膜の発赤，尿路感染，など起こす．陰部と臀部の洗浄は必須である．マットレスが平面では洗浄水も100L がせいぜいである．

純代ケアは2000 L は十分使えるため入浴ができない時の部分浴にもなる．褥瘡は仙骨の出っ張り部分にできやすくこの部の除圧にもなる．

これらをふまえて

- ・ ヘルパーの人手不足
- ・ 資源の保護，費用がかからない
- ・ 褥瘡，尿路感染，対策に．
- ・ 家族介護を容易にすること，自力でできる期間が長くなるなどの利点がある．

今後に向けて～提言

- ・ 排せつを隠したものにせず明るい場に引き上げる排せつ文化とおしり活運動の推進．

　口腔の 8020 運動，ウオーキング，各種健康講座，などに並んで人間共通のことで恥ずかしくない意識を一般人に訴える．

- ・ そのために在宅主体の排せつ関連用具の常設展示相談所を各所に作り元気なうちに目と耳で確認させる．（おしり活）
- ・ 自力排せつと始末に障害を持ってもそれは病ではなく，排せつ物は単なる物であるので状況〈ベッド回り，排せつ活など〉を整えれば解決できる問題である．
- ・ 説明者は在宅介護経験者が望ましい．

　看護師は従来の慣習通りの看護法で行う．資格者の言葉は素人にとっては圧力になり自発的想や工夫力の妨げになることもある．

　また，在宅専門の看護師といえ身に付いた技を捨て新観点からの手法に切り替える困難さを感じる．

　理想は看護師に施設と在宅との違いを熟知してもらい，「家は自由に工夫してもいい」ことを指導してもらう．

- ・ 個人個人の「自分で考える意識」をはぐくむ啓発．

　昔から看護，介護は安静を旨にして指導されてきた．結果，人にしてもらう意識が残っていて施設では「いう事を聞くいい子」がいい患者である．

　それが家でも自分から（家族）出たものは，可能な限り自己責任で始末する思想や勇気がなく工夫，応用などの発想が育たず，お任せ介護が為される．個人個人の責任意識を植え付け「自分の事」としての個を育てる．

　施設はマニュアルがあるが在宅の特徴である自由さを訴えたい．

あとがき

排せつ用具製造の背景－思いが形になるまで

　排せつケア研究所はおよそ25年前に救命救急指定の信清会外科脳外科医院を母体に発足しました．（現在金井総合文化研究所に引き継いだ）当時は交通事故，脳血管障害者が多く搬送されてきました．日本大学脳外科医局より医師が派遣され，多くの手術がなされ救命してきました．

　当時の介護は，地方からの農閑期を利用して女性が24時間付き添い手厚いお世話がされていました．トイレに行ける人にはその都度手引きで行い，夜中でもオムツ交換を訴えられると，まめに差し込み便器で対応していました．患者さんの症状も落ち着き退院します．

　すると暫くしてまた再発して再入院されます．初めの時より重症化しています．スタッフはがっかりします．お尻は真っ赤，関節は拘縮，生きる屍，殊に交通事故の若者が在宅でオムツ生活のまま寝たきりで認知症に進む例は，悲しくもったいなかったのです．

　なぜ？救急患者に対してスタッフ一丸となって患者，家族の祈りを背にして救命にむかって命がけで行います．救わなければ，救いたい，の一心で治療に当たります．あの緊張感のもとで行われた手術は何だったのでしょう．救命はした．しかしその後の生活を幸せにできたのでしょうか．

　医療は人を幸せにするためのものではないのか．心臓を動かせばいいものではない．確かに障害を持っても社会復帰している例もある．意識がなくても生きていてくれさえいいと思う家族もいる．

　そんな思いを抱きつつ家での生活面の聞き取りながら最も多かったのは「手が足りないんだ．皆，汚いって．」ということでした．中でも便を見ることも触るのも嫌でそれだけですごく疲れる．嫌がらせされているように感じると．生理現象に科学が役立たないのか．排せつケアってこういうものかと疑問にも思わなかった私が，研究し始めたきっかけになりました．

　当時，入院中に付き添いのおばさんは，差し込み便器を頻繁に使っていました．

　ナースが差し込み，便器の当て方を患者さんや家族に教えて，麻痺していない片手で腰をあげて差し込むことはできる筈です．

　それすら面倒でオムツ排せつをしていたのでしょうか．当時のオムツは布オムツだったので常時お尻は濡れていたのでしょう．入浴はどうしていたので

しょう．女性ならなおさら辛かったでしょう．おばさん達は姑のお世話から得た知恵なのか患者ごとに知恵や工夫をしていました．

今ならオムツの中の最も汚れるところに，尿とりパットを宛がいますが，当時は新聞紙をもんでその上に柔らかい紙など宛がい患者の負担にも気を遣っていました．介護は愛情だと教えられました．**患者が 100 人いれば 100 通りの介護法があります．工夫次第で，というより工夫なしの金太郎あめの介護がされていることが，頭から離れませんでした．医療とは何のためにあるのでしょう．医療の向上と介護は乖離しすぎます．人間不在の医療はありえません．医療行為そのものに感情は不要です．ミスしないように黙々と終わらせます．しかし患者の容態が落ち着いて，人としての生活についたときの思いやり，研究，がありません．放任状態です．**

病気とそれに続く生活面をセットにしなければ医療といえないのではないでしょうか．当時使っていた最先端の CT と比べ，あまりに低い介護について話し合いました．何とかトータルで人間を看られないか．これは 30 年 40 年前の話です．

その後，母の介護の反省があった著者金井純代が中心になって排せつケアについて研究が始まったのです．

まず排せつ関係の本を探し求めました．ない．専門の研究者はいないのか．すると一人の医師に出会いました．並河正晃先生の「老年者ケアを科学する」（2002 年，医学書院），福井準之助先生の「高齢者の失禁ケア」（医学書院）でした．それには人間愛がこめられ，このままのやり方が続くと日本の介護はどうなるか心配だ，と書かれていました．感動させられました．ほとんどの本が理想だけに終わるのとちがい，根拠も書かれてあって啓発されました．おもしろいことに今でもその書物が新鮮なのです．何も変わっていないどころかますます説得力を増しているのです．

ではどんなものを作ればいいのでしょうか．残念ながら作り方は書いていませんでした．逆に並河先生は，私に作ってとおっしゃいました．

意識のしっかりしてきた患者がまず望むのは自力排せつです．

尿便意がある患者にカテーテルを入れっぱなしで退院させると，お世話は便のみになるので楽ですが，排尿筋も麻痺し，次第に脳の働きも廃用して認知症や多臓器不全の経過をたどります．

尿便意はあっても，トイレに間に合わないのでオムツ排せつを余儀なくされます．それならば催したとき，すぐにまじかにトイレを置けばいいのです．トイレ付ベッドを作ろう．まずデータとりがはじまりました．子育て以外に，陰部をじっと見つめる機会などあるわけもなく考えたこともありません．ナース

を動員して尿口と肛門の位置関係を調べてもらいました.

彼女等の勤務先でオムツ交換の現場を見たときは絶句しました. お尻が真っ赤なのです. 何とかしよう. 100年変わらず同じ手法でなされているこの問題に,科学が介入できないか. 閃いたのは毎日使っている歯科の診察台でした. 洗浄機能もバキュームもできます.

以降, 会社を作り, 製作し, 今に至りますが, モニターや意見などは排せつケア研究所で行っています.

第1号機が1993（平成5）年シャワートイレ付ベッドができました. 今までにない介護保険もない時代でしたが, 作っただけ販売し様々に方に使っていただきました. 少々の改良を加えながら二度製作しました.

「介護は工夫」が沁みついている私にとって, 一つ種類ではいけないと思い症状にあわせていろいろ種類を揃えました.

しかし, 第1号を使っていただいている方が重篤化してきて便器まで体位移動ができなくなってきました. シャワートイレどころではなくなる症例を目の当たりにして, いよいよその思いを強くしました. 死は免れない. でも人智で快適さを与えることは可能です. 2, 3, 4, 5, 繰り返し作ったが難点が気に入りませんでした.

生涯使えるトイレを作ろう. かくして「純代式ケア法」システムを考案しました. しかし, もう資金もない私に「いいよ作ってやるよ」と, 下町ロケットのような工場（伊那製作所）の社長が尽くしてくださってでき上がりました. 社長も奥さんの介護の経験と物つくりのプロ魂で, しつこく付きまわる私に根を上げず付き合ってくださいました. 私はこれぞ, 男の根性と嬉しくなりました. 開発に携わる人は, お金も時間も関係なく, ひたすらどうしたらこの難題をクリアできるかに賭けている. これは職業病なのかもしれません.

カバーを作ってくれた技術屋さんも同じで, あるときは命削って考えてくれました.

その都度, ああ, 日本にはこういう人がいてくれて良かったと思いました.

この一台には多くの方の感性と, 患者さんの一生に責任を持つ職業人として当然の義務が集結されているのです.

今後の課題

　一つ忘れてはいけないのは，介護に携わる人にもっと光を当ててほしいということです．施設であれ，ヘルパーさんであれ，あの過酷な黙々とされています．職業に貴賤はないとは言うものの，汚いものを扱う仕事に対しての評価が低いのです．金銭，増員，海外からの受け入れ提示以前に，携わる方への光を当てないと，モチベーションが上がらず，職業に対するプライドも持てません．彼らの評価は，「大変だね」だけでなく，よい介護を行う状況を提示してあげることで，仕事も楽になります．

　皆で考えていただいて，「老いの排せつ文化」を高めてほしいと思います．

　皆さん，ありがとう．

（2019 年 10 月記）

付録

データが示す排せつケア

1 介護が必要になった主な原因

平成２８年　国民生活基礎調査（介護票）　介護を要する者数１０万対

4 介護票　第２巻　第１５表
介護を要する者数，日常生活の自立の状況・介護が必要となった主な原因別
注：熊本県を除いたものである.

	介護が必要となった主な原因	総数		何らかの障害等を有するが,日常生活はほぼ自立しており独力で外出できる	屋内での生活はおおむね自立しているが,介助なしには外出できない	屋内での生活は何らかの介助を要し,日中もベッド上での生活が主体であるが座位を保つ	1日中ベッド上で過ごし,排せつ,食事,着替において介助を要する	不詳
	総数	100000		25002	34579	14955	9647	15818
1位	認知症	17989	18	2705	7318	3400	1742	2824
2位	脳血管疾患(脳卒中)	16582	16.6	3636	5082	3176	2468	2220
3位	高齢による衰弱	13295	13.3	3989	4711	1856	1111	1629
4位	骨折・転倒	12074	12.1	3801	4144	1435	1148	1546
5位	関節疾患	10173	10.1	3607	3422	810	203	2130
	心疾患（心臓病）	4633	4.6	1455	1536	559	414	668
	悪性新生物（がん）	2385	2.4	555	804	255	339	433
	呼吸器疾患	2167	2.2	532	470	579	217	369
	パーキンソン病	3090	3.1	452	1197	573	450	419
	糖尿病	2739	2.7	677	1019	234	307	503
	視覚・聴覚障害	1325	1.3	293	575	214	10	233
	脊髄損傷	2268	2.3	504	509	376	308	570
	その他	8210	8.2	2090	2913	1315	830	1062
	わからない	1059	1.1	318	319	102	27	292
	不詳	2011	2	389	558	71	74	919

１位：認知症について

　ほとんど問題行動（徘徊，暴言，幻想，不潔行為など）を起こさない穏やかな場合は，自宅で過ごせますが，家族の力が及ばなくなったときに決断することが多いです．しかし問題行動は，何かを訴えたい代償行為なので，原因を探すことで症状が治まることが多いです．

２位：脳血管障害者について

　往々にして太った方が多いので，体位交換や入浴に労力を使います．股間部にも脂肪が付き，陰部が隠れている状況で，清潔を保つのに手間もかかり，家族は疲弊します．

　また昨今の急激な時代の変化で，生きることが複雑になり，若い年齢で発症率が高くなっていることも一因です．若年者にとって，身近な方に排せつのお世話を受けることは耐えられず，入所することが多いです．

　しかし，片手が健常（片麻痺）なら自立排せつも可能です．サービス業者と連携して自宅で療養できることを願います．

３,４,５位：高齢者，骨折，関節疾患

　高齢者の場合，一疾患が命取りになるので，入所は仕方のないことです．

　骨折は，治療中に全身機能が衰えるため，それをきっかけに慢性病を惹起するようになります．再骨折もあるので，ベッドから降りる時など注意が必要です．

　関節障害について最も困るのは，股関節が開かないため，オムツ交換ができず入所する方が多いことです．もちろん他の部位でも，痛みが強く無理な体位がつらくて，家族が耐えられない場合もあります．

　いずれも体調が良くないとき，頻尿，ふらつきなど頻繁に起きる諸症状には，大事をとり床上排せつを勧めます．

2 高齢者介護実態調査

厚生労働省　高齢者介護実態調査
第3回要介護認定調査検討会平成 19 年 11 月 9 日

4-4 飲水摂取

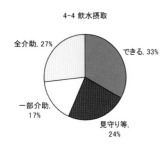

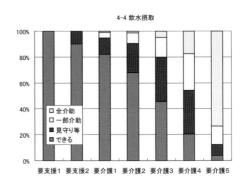

4-5 排尿

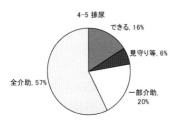

4-5 排尿

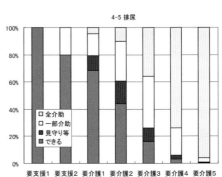

4-6 排便

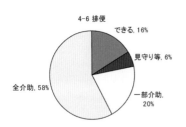

4-6 排便

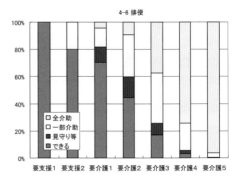

3 介護給付費実態調査報告

厚生労働省平成29年度　介護給付費等実態調査の概況（平成29年5月審査分〜平成30年4月審査分）

　福祉用具貸与種目別に，1年間の単位数の割合をみると，「特殊寝台」が28.8%，「車いす」が16.6%となっており，それらの付属品（「特殊寝台付属品」及び「車いす付属品」）を含めると，特殊寝台及び車いすの貸与が全体の約6割を占めている（表8）.

　また，平成30年4月審査分の要介護（要支援）状態区分別件数の割合をみると，「体位変換器」や「床ずれ防止用具」で「要介護5」の割合が多くなっている（図8）.

（4）福祉用具貸与
　　福祉用具貸与種目別に，1年間の単位数の割合をみると，「特殊寝台」が28.8%，「車いす」が16.6%となっており，それらの付属品（「特殊寝台付属品」及び「車いす付属品」）を含めると，特殊寝台及び車いすの貸与が全体の約6割を占めている（表8）.
　　また，平成30年4月審査分の要介護（要支援）状態区分別件数の割合をみると，「体位変換器」や「床ずれ防止用具」で「要介護5」の割合が多くなっている（図8）

表8 福祉用具貸与種目別にみた件数・単位数

	件　数				単　位　数			
	平成29年度（千件）	構成割合（%）	平成28年度（千件）	対前年度増減数（千件）	平成29年度（千単位）	構成割合（%）	平成28年度（千単位）	対前年度増減数（千単位）
総数	93 304.3	100.0	86 945.0	6 359.3	32 736 804	100.0	31 011 002	1 725 801
車いす	8 466.9	9.1	8 258.9	207.9	5 420 002	16.6	5 275 054	144 948
車いす付属品	3 002.6	3.2	2 966.4	36.2	560 734	1.7	543 513	17 221
特殊寝台	10 725.1	11.5	10 336.2	388.9	9 440 712	28.8	9 192 725	247 987
特殊寝台付属品	31 324.1	33.6	29 846.2	1 477.8	4 038 604	12.3	3 913 360	125 244
床ずれ防止用具	2 853.3	3.1	2 881.4	△28.0	1 820 112	5.6	1 851 217	△31 105
体位変換器	485.3	0.5	394.1	94.1	135 526	0.4	80 726	54 799
手すり	21 055.4	22.6	18 364.5	2 690.8	6 149 430	18.8	5 311 785	837 645
スロープ	3 646.2	3.9	3 188.6	457.6	1 149 808	3.5	1 102 349	47 460
歩行器	8 412.9	9.0	7 603.0	809.9	2 468 284	7.5	2 213 601	254 683
歩行補助つえ	2 257.9	2.4	2 053.6	204.3	254 283	0.8	231 524	22 758
認知症老人徘徊感知機器	391.6	0.4	358.6	33.0	243 588	0.7	222 147	21 441
移動用リフト	670.5	0.7	682.8	△12.3	1 044 500	3.2	1 060 959	△16 459
自動排泄処理装置	12.5	0.0	13.7	△1.2	11 221	0.0	12 043	△822

注：各年度とも5月から翌年4月の各審査月分の合計である.

図8 福祉用具貸与種目別にみた要介護（要支援）状態区分別件数の割合

平成30年4月審査分

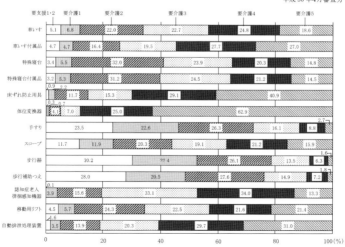

4 訪問介護内容類型別　平成 30 年度

（2）訪問介護

　　平成 30 年 4 月審査分の訪問介護受給者について要介護状態区分別に訪問介護内容類型別の利用割合をみると、要介護 1 では「生活援助」65.4％、要介護 5 では「身体介護」88.3％となっており、要介護状態区分が高くなるに従って「身体介護」の利用割合が多くなり、「生活援助」の利用割合は少なくなっている（図 6）。

図6　要介護状態区分別にみた訪問介護内容類型別受給者数の利用割合

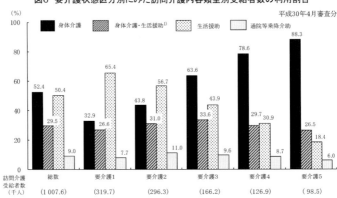

注：訪問介護内容類型別受給者数の利用割合(%) ＝ 内容類型別の受給者数／訪問介護受給者数×100
　　1)「身体介護・生活援助」とは、身体介護に引き続き生活援助を行った場合をいう。

（3）通所介護・通所リハビリテーション

　　平成 30 年 4 月審査分の通所介護と通所リハビリテーションの受給者について要介護状態区分別の割合をみると、「要介護 1」～「要介護 3」の合計が全体の 8 割以上を占めている（表 7、図 7）。

表7　通所介護－通所リハビリテーションの要介護状態区分別受給者数及び割合

平成30年4月審査分

	通所介護		通所リハビリテーション	
	受給者数(千人)	構成割合(%)	受給者数(千人)	構成割合(%)
総　数	1 134.7	100.0	432.4	100.0
要介護1	413.4	36.4	146.0	33.8
要介護2	347.0	30.6	142.7	33.0
要介護3	195.6	17.2	77.8	18.0
要介護4	116.4	10.3	45.4	10.5
要介護5	62.3	5.5	20.5	4.7

図7　通所介護－通所リハビリテーションの要介護状態区分別受給者数の割合

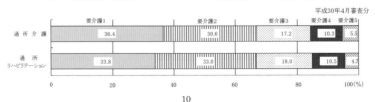

10

厚生労働省平成 29 年度　介護給付費等実態調査の概況（平成 29 年 5 月審査分〜平成 30 年 4 月審査分）

　平成 30 年 4 月審査分の訪問介護受給者について要介護状態区分別に訪問介護内容類型別の利用割合をみると，要介護 1 では「生活援助」65.4%，要介護 5 では「身体介護」88.3%となっており，要介護状態区分が高くなるに従って「身体介護」の利用割合が多くなり，「生活援助」の利用割合は少なくなっている（図 6）．

著者コメント：訪問介護のうち，身体介護のオムツ交換がほとんどを占めている．一日数回行われる排せつに，毎回家族の労力だけでは対応できないので，サービスを依頼する．しかし，国民から集められた財源でオムツ交換にこれほど使われていることには呆れてしまいます．何ら改善策もなく，手間，時間，費用，非効率の技で高齢化に立ち向かえられるでしょうか．伝統（？）の守りの殻から抜け出し，斬新的方法を導入されたいと願います．切り替える勇気が欲しいです．
　繰り返し述べます．これほどの国税を使って繰り返される排せつの後始末を，国民は納得しているでしょうか．国策で具体的方法論を実現させたいと願っています．

5 浣腸（日医工株式会社製）

成人用

グリセリン浣腸「オヲタ」の取り扱い方法と注意点

● グリセリン浣腸は、腸の動きを活発にして、硬い便をやわらかく滑りやすくして排出する浣腸剤です。
● 本品は、液漏れやチューブの変形を避けるために横に寝かせて保管してください。
● 肛門からチューブを挿入して使用するため、腸を傷つけないよう注意する必要があります。
● 安全にご使用いただくために、ご使用前に以下の注意点をご確認ください。

姿勢

① 左側を下に横向きに寝て、ひざを軽くお腹の方に曲げ、やや前屈の姿勢をとります
● 正しい姿勢をとることで、腸のカーブしている部分の角度がゆるやかになり、チューブ挿入の際に腸を傷つける危険を軽減します。

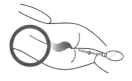

立った状態での浣腸処置は危険ですので行わないでください
● 立った状態では、お腹に圧力がかかることによって腸のカーブしている部分の角度が鋭角になり、チューブ挿入の際に腸を傷つけてしまうおそれがあります。

温度

② 袋ごとお湯（50℃未満）に入れ、体温程度に温めます
● 体温より高い温度で注入するとやけどするおそれがあるのでご注意ください。
● チューブは折り曲げず、必ず袋ごと温めてください。

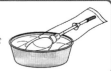

ストッパーの調節

③ ストッパーの先端を5〜7に合わせます

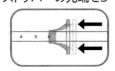
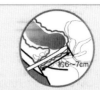

● 成人の場合、チューブ挿入の長さの目安は **5〜7cm** です。

肛門から約6〜7cm挿入すると、腸のカーブしている部分にぶつかります。そのため、7cmを超えてのチューブの挿入は危険です。（設定したストッパー位置より深く挿入しないことが重要です）

約6〜7cm

裏面に続く

開栓

④ チューブを上向きにして、アダプターを
左右どちらかに1回転して開栓します

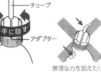

- アダプターを、曲げるようにして無理に回すと、
液漏れをおこすことがあります。ご注意ください。
- アダプターの根元は強く押さえないでください。
- アダプターは回しすぎてもはずれる心配はありません。

無理な力を加えたり
曲げたりしない

キャップ

⑤ キャップを回しながらはずします

- キャップ内側の潤滑剤をチューブ先端全体に塗布できます。
- キャップをつけたまま挿入すると、腸を傷つけるおそれがあ
ります。キャップのはずし忘れにご注意ください。

潤滑剤付き

挿入

⑥ 初めにチューブの先端を持って1〜2cm
挿入し、その後ストッパーを持ちながら、
ゆっくり挿入します

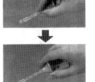

- 挿入途中で抵抗を感じたり、不快感が生じた場合は、
ただちに中止してください。
- 挿入に際して抵抗が感じられる場合には便や痔など
に衝突している可能性があります。無理に挿入した
り、勢いをつけて挿入すると、腸を傷つけたり、腸に
穴をあけてしまったりする危険があります。

注入

⑦ 少しずつゆっくりと浣腸液を注入します

- 挿入・注入中は、大きく呼吸し、お腹の力を抜いてリラックスしてください。
- 挿入・注入中に抵抗を感じたり、不快感が生じた場合には、ただちに中止し、
医師に相談してください。

抜管

⑧ ストッパーを確認しながら、ゆっくりチューブを抜き取ります

- 肛門部をティッシュ等で押さえ、便意が強まってから排便させるようにしてく
ださい。

観察

⑨ チューブを抜き取った後、チューブとストッパーに血液の付着
などが無いか確認します

- 通常、グリセリンは腸粘膜から吸収されることはありませんが、腸の粘膜が傷
ついて傷口からグリセリン液が吸収されると、血液中の赤血球を破壊したり、
腎臓に障害を起こしたりするおそれがあります。
チューブやストッパーに血液が付着している場合、直腸粘膜が傷ついている
可能性がありますので、速やかに医師に相談してください。
- 排便に伴い血圧変動などで気分が悪くなることがありますので充分な観察が
必要です。

4124458-4 (2015.07)　　　　　　　　　　　　　　　　　　　　　　　　N201500138

6 純代式ケア法（Ｉ号，Ⅱ号）を使用する費用対効果

～施設における介護者の存在の重要さ～

　いうまでもなくトイレ，ポータ排せつが最も理想であるが他力でもそれができない場合オムツにするしか方法はない．仕事といえ介護する人にとってきつい．昨今この分野の人手不足が問題になっているが条件の提示以前に介護を支える重要事項であることをアピールしたい．

　ベテランですら慣れているといえど，瞬間の緊張が重さなれば，精神的負担は大きくストレス源になっている．
医学，看護には日が当たるがそれを支える地味な仕事には当然の事として軽視してきた．

A その理由

1，汚い，臭い，自身に触れぬように（保身），飛沫感染予防の為周囲への接触部を最少にする意識（殊に便失禁は尚更）の継続
2，回数が多い．一連の繊細な作業工程を瞬時に判断し対応する．定時対応であっても随時であっても同じ．
3，皮膚炎，かぶれ，褥瘡への予防，二次感染防止への配慮
4，被介護者やその家族間での感情の交流不足で仕事の達成感が生じない．（感謝の気持ちが伝わらない）
5，人員不足

B 対策の提案　「純代式ケア法」を勧める理由

　上記項目の対応策は

・ 排せつ物の皮膚付着を可及的に減らすこと
・ 出たものを多量のお湯で洗い流すこと
・ 被介護者に気持ちのいいお世話をして笑顔が出ること．
・ 介護の大変さを堂々と訴える場がない．

　それには，環境の整備ができていることが要件になる．

　従来のお世話も上記の目的を達する目標は同じだが一部に「たかが，排せつの後処理である」汚い捨てる物を業とする軽視の慣習もあり，介護者の負担軽減の視点からの発言は，反面，被介護者にとって犠牲を伴う指摘もあり直視し対峙されなかった．理想的には介護者，被介護者共負担が少ない方法を模索し構築する必要があった．

　人員を増加する，介護報酬を引き上げる事とは別問題として排せつケアを科学のレベルに引き上げそれに携わる人員に光をあてないと置きざりにされたままであり介護に進歩は望めない．

　介護する人，される人双方に更には施設運営面からも効率よくお世話ができるよう配慮したものが求められていた．

　排せつケアを無視できない社会的背景もあり私共は排せつ方法と用具の開発，追跡を数十年行い，この度「純代式法」をあみ出しました．

C　用具の説明
　B，の目的を達成するために
マットレスの中央に開口部（凹部）を作ったこと.
　そのことによって
・ オムツ中に出されたものが周囲に広がる範囲が減少するに伴い，患者の不快感も減少する.
・ 従来の平面に出されたものはおし戻されて尿路感染，膣感染の原因にもなる.
・ 平面で，陰部の範囲であるなら少量のお湯で洗浄できるが往々にして**臀部までまわった汚染範囲までは洗えない.**
　　　拭き取ることは皮膚にダメージを与えることになる.
　　　凹みがあることで洗浄時に安心して多量のお湯で洗える.　感染予防面からも飛沫が少ない利点がある.
・ **パット交換時おしりの下に空間があることで手を差し込みやすく介護者の労力は削減する.**
　　　二人で介助を行っている場合一人でも無理なくできる.
　　　凹部にポリ袋を入れてからオムツをする場合
・ オムツをポリ袋を広げて敷いて宛がう事で漏れ，洗浄時にも安心できる.
　ポリ袋が体に付いてベタベタする時は**使い捨ての紙シートか横シーツの中央に切込みを入れて中からティシュペーパーを出すようにポリの一部を引っ張り出す.　パットで受ける.　ポリ袋は汚れない.**

　洗浄だけの場合，大き目のポリ袋だけで充分．中央の凹み部分があるので安心して出来る．オムツごと捨てる．

・ **尿便意がある人が（片手が使えれば）自力で催した時にパットで受けられる．この場合もシートでポリ袋を巻き込めばティシュペーパー式にキンカクシ形ができる．**

・ **オムツ外しの前段階にも使える．**

D 純代式ケア法Ⅰ号，Ⅱ号を使用するメリット

　開口部（凹部）を作ったがあることによって

1. 介護者にとって排せつ介助はその後始末である．これをいかに手早く清潔に出来るかが効率アップにつながる．便失禁の後始末は最も労力を要するが洗浄に不安感がなくなれば多量の洗浄水が使える．
2. パット交換時，被介護者のおしりを上げずに凹みに手を差し込めば容易に交換できる．
3. 褥瘡の場合凹みに患部を入れ除圧することで予防，治療ができる．

E 施設側の初期投資

・ マットレスと防水カバーは必須である．

　(試し用付属品はサービスで無料) セットで ￥180,000 位

・ ポリ袋（平均90L～120L）

・ その上に敷く使い捨てシート紙

　以上を総合的に考察するとマットレス一式の購入代金に比し有形無形の効果は絶大である．

　追加：マットレス，防水シートは側も含め消毒は可能である．

Index

Index

「新・臨床高齢者医学」シリーズ ④
純代式ケア法
おしり介護 簡単です

2020 年 2 月 1 日　第 1 版第 1 刷 ©

著　　者　金井　純代
発 行 人　尾島　茂
発 行 所　株式会社　カイ書林
　　　　　〒 337-0033　埼玉県さいたま市見沼区御蔵 1444-1
　　　　　電話　048-797-8782　FAX　048-797-8942
　　　　　E メール　generalist@kai-shorin.com
　　　　　HP アドレス　http://kai-shorin.co.jp/
　　　　　ISBN　978-4-904865-48-4　C3047
　　　　　定価は裏表紙に表示

印刷製本　小宮山印刷工業株式会社
　　　　　© Sumiyo Kanai

「新・臨床高齢者医学」シリーズ　好評発売中

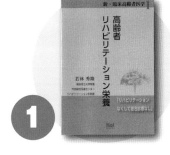

①

高齢者リハビリテーション栄養
著：若林　秀隆
定価（本体 2,800 ＋税）
2013 年　A5　140 ページ
ISBN978-4-904865-12-5

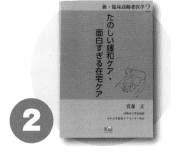

②

たのしい緩和ケア・面白すぎる在宅ケア
著：宮森　正
定価（本体 2,800 ＋税）
2014 年　A5　185 ページ
ISBN978-4-904865-16-3

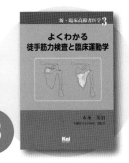

③

よくわかる　徒手筋力検査と臨床運動学
著：本永　英治
定価（本体 2,800 ＋税）
2016 年 4 月 1 日発売　A5　204 ページ
ISBN978-4-904865-25-5

詳細は HP をご覧下さい　http://kai-shorin.co.jp/

Kai SHORIN 株式会社カイ書林
〒 337-0033　埼玉県さいたま市見沼区御蔵 1444-1
TEL：048-797-8782　FAX：048-797-8942
E-mail：generalist@kai-shorin.co.jp